高齢者が急性期病院に殺されないために知っておくべきこと

武久洋三
TAKEHISA YOZO

幻冬舎MC

高齢者が急性期病院に
殺されないために知っておくべきこと

はじめに

人間にとって最大のリスクは、命を失うことです。

その最大のリスクに対して、患者本人は命を守るために最大限の努力をし、医療提供者はその治療によって命に危険が及ばないかを常に確認することで患者の回復に寄与する――これこそがリスクマネジメントです。

その観点で医療業界を見たときに、手術の失敗や誤診がニュースで取り上げられることがありますが、本当に疑問視すべき点はそこではありません。

私は20年前から厚生労働省に訴え続けてきましたが、急性期病院が無意識に行っている行為が高齢患者の体力を弱め、免疫力を低下させ、最終的に命をおびやかしているのです。急性期病院の医療チームは、患者に悪影響を与えるつもりは毛頭ありませんが、彼らが習慣的に行っているケアが、結果的に高齢の患者を危険にさらしているのです。この事実を、厚生労働省や国民は認識しなくてはいけません。

2024年度の診療報酬改定では、急性期病院に対して、栄養管理やリハビリテーション、口腔衛生に注意を払うよう求める通達が出ました。また、入院中にADL（日常生活動作）が低下した場合のペナルティーや、拘束に対する処罰も設定されています。

今回の大幅改定を受けて、急性期病院の経営者はその対応に追われていますが、医師や看護師などの現場のスタッフも含めてこの問題を認識することで、患者が要介護状態になることを防ぎ、老衰による死亡を避けられる可能性があるというのが私の考えです。

一方で多くの国民は、急性期病院が患者に悪影響を与えているとは考えていないでしょう。

急性期病院が患者に悪影響を与えている要因はさまざまあります。

例えば「病室」です。日本人の多くは、貧富の差や年齢、住んでいる地域にかかわらず、健康なときは1人1部屋で生活しています。しかし、病気になって入院すると、ほとんどの場合、4~6人部屋に入れられます。重症患者や認知症患者も同様です。そこでは自分の部屋のようにゆっくり休むことは難しく、同部屋の人に気を使いながら入院生活を送ることになり結果的に睡眠不足になるのです。

もう一つは「食事」です。入院中の食事は病院が外部業者に委託していることが多く、全員に同じメニューが提供されます。これが続くと食欲が落ち、栄養が不足することがあります。健康なときに好きなものを好きなだけ食べていたのとは大違いです。特に高齢者にとって、栄養不足は大きなリスクです。

また、「抑制」も悪影響を与えます。病院で患者の手足を縛るのはトイレに行かせないようにするためなのですが、それも無理はありません。というのも夜中にトイレに行く高齢者は多く、例えば高齢患者40人を抱える病院では、1人平均1・5回トイレに行くと仮定するとトータルで60回もの排泄《はいせつ》介助が必要です。しかし、夜間は看護師が2人しかいないことが多く、介護職員もいません。入院患者には重症者も多く、介護業務は多忙を極めます。そんななかでトイレ誘導まで頻繁に行うのは非常に難しくなります。一方の患者は抑制される日々が仮に2週間も続けば、入院前は自分で歩いていたとしても、退院時には要介護状態や寝たきりになってしまうことがあります。「薬害」も見逃せません。体力の落ちた高齢者には通常の成人用の薬が適さない場合もあるのですが、それを鑑みずに処方されることがあり、これが原因で薬害が生じることがあるのです。

このような状況が続けば、まさしく「急性期病院に殺される」という言葉が脅しではなく、現実の危機であることに気づくでしょう。自分の命を守るためには、病院にすべてを任せるのではなく、自分で守る意識が必要です。

老衰によって死に至ることに対して多くの人は疑問を持たないかもしれませんが、急性期病院で適切な対応がされていれば、そもそも老衰することなく、楽しい余生を送ることができたかもしれません。

急性期病院で長年続けられてきた誤ったケアがすぐに改善されるわけではありませんが、厚生労働省が問題に気づき、今回の診療報酬改定によって改善に動き出したことは歓迎されるべきことです。今後5~10年のうちに、入院しても栄養不足にならず、拘束されることもなく、リハビリによって、健康を取り戻せる患者が増え、元気な老後を過ごしたあとに穏やかな最期を迎えることができる理想的な社会が実現することを願っています。

目次

日本の病院病床の現状

日本の病院病床の現状についてお話ししたいと思います。

現在、日本の病院病床数は精神病床を除くと約１２０万床あります。そのうち、急性期病床といわれる病床は約70万床と、ほかの病床の総計よりも多いのです。急性期病床の平均在院日数（入院している期間）は短いのに、急性期病床がそれほど必要なのでしょうか。

急性期病床の数の多さから、急性期病床にはさまざまな種類があることに気づきます。本物の急性期と偽物の急性期があるとは言いませんが、実際に行っている医療にはかなり違いがあります。この本は『高齢者が急性期病院に殺されないために知っておくべきこと』という刺激的な題名がついていますが、その理由をお話ししたいと思

図1　2022年度病床機能報告について

令和6年3月29日新たな地域医療構想等に関する検討会資料
第13回地域医療構想及び医師確保計画に関するワーキンググループ
令和5年11月9日　資料1

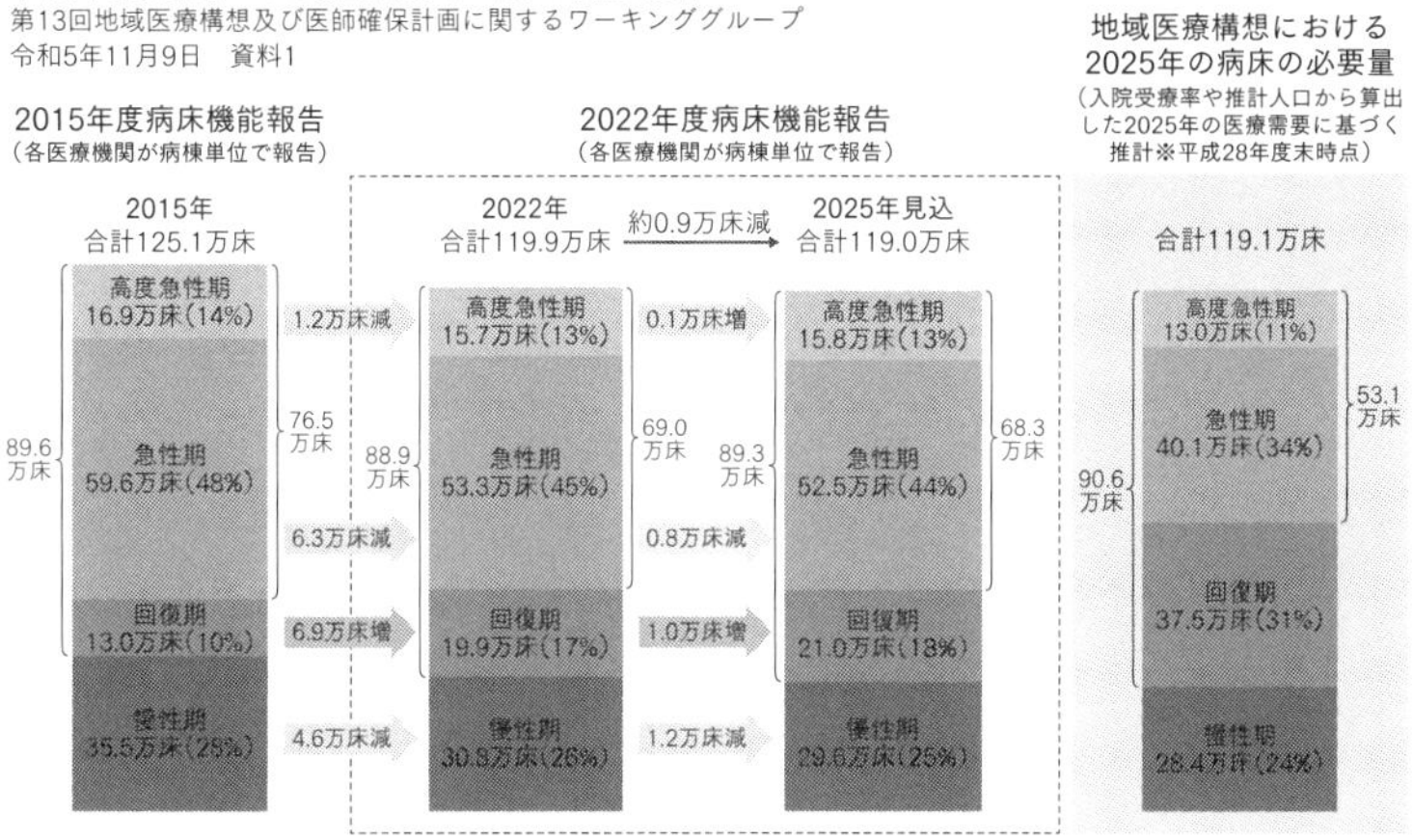

出典：2022年度病床機能報告

います。

図1の右端の棒グラフは、2014年6月に成立した「医療介護総合確保推進法」により制度化された地域医療構想において、全国の二次医療圏を基本とした構想区域ごとに2025年に必要となる病床数を推計したものです。そして、残りの左から3つの棒グラフは、全国の病院が報告した機能別病床数の推移です。全国の医療機関が持つ病床機能と2025年の見込みについて示されており、明らかに急性期機能の病床数が多いことが分かります。

これまで、各医療機関が自分たちの

提供したい医療機能を担ってきた結果、急性期病床が多くなりました。こうした現状を改善し、地域の人口構成・医療需要に応じた体制の整備が急務となっています。

現在、日本の病床機能は高度急性期、急性期、回復期、慢性期に分類されています。図1の左から3番目の棒グラフにある各医療機関が示した2025年の見込みとしては、高度急性期が15・8万床、急性期が52・5万床、回復期が21・0万床、慢性期が29・6万床で、全体で約119万床となっています。

厚生労働省（以下、厚労省）としては、同じ約119万床でも、2025年の全体の病床数をいちばん右端のグラフのようにしたいと考えています。病床機能別に見ると、急性期を減らして、回復期を大幅に増やしたいという意向を示しています。各医療機関が示した2025年の見込みとしては、高度急性期、急性期を合わせて68・3万床となっていますが厚労省としては、高度急性期、急性期を合わせて53・1万床、回復期が37・5万床、慢性期は28・4万床としています。

これらのことから、高度急性期と急性期病床を15・2万床減らして、その分をそっくり回復期の病床に移そうとする厚労省の意向が分かります。この段階ですでに高度急性期、急性期の大幅な改革を想定していることになります。

この高度急性期の13・0万床は、2022年に新設された急性期充実体制加算や総合入院体制加算を算定する病床を想定していると思われます。一部は急性期にも含まれていると考えています。厚労省は、最新の医療を行う急性期充実体制加算、総合入院体制加算を算定する病院と大学病院の高度急性期を急性期とすると考えていることが明らかです。高度急性期・急性期に該当する病床のうち15・2万床を削減していますが、もしかしたらさらに厳しい対応を念頭においているのかもしれません。一部の急性期病床を2024年に新しくできた地域包括医療病棟に移し、これらの病床数を回復期の中に含めようとしているのではないかと考えます。

このように考えると、将来的には急性期と急性期以外の病床は、1対1の割合となることを想定しているのだと思います。そのためには慢性期を少し整理する必要があります。そこで、慢性期病床の一部を介護施設などにシフトさせる意向を示しているのです。

以上のように、厚労省が示した2016年度末時点での地域医療構想における

2025年の病床の必要量は、10年後には慢性期を含めてかなり病床数を削減するのだということを教えてくれています。

さらに、今から約15年先になりますが、2040年のことについて考えてみます。高齢化の進展や若者の減少を考慮して、大胆に推論してみると、急性期病床は40万〜50万床になるとみています。具体的には、厚労省としては、図1に示されているとおり、2025年に68・3万床とされている高度急性期、急性期の病床を減らしたいのです。25万床が最新の医療を行う急性期充実体制加算、総合入院体制加算を算定する病院と大学病院となり、残り15万床は地方の地域急性期的病床になると思われます。

地方では、国の定めた病床機能に当てはまらないさまざまな機能を併せ持つ病院が必要になります。これらの病院はほとんどが100床未満の病院です。この15万床は地方の人口減少とともに徐々に減少し、最終的に10万床程度となり、地方で必要不可欠な多機能病院として存在し続けるのではないかと考えます。

そして地域包括医療病棟や地域包括ケア病棟、回復期リハビリテーション病棟も含めて「地域包括期」とすると、これが30万床、そして慢性期の高齢患者数や後遺症を抱えた患者数はあまり減少しないという予想で慢性期病床が25万床、さらに精神病床が15万床として、合計110万床です。精神病床を除く2040年の病床数は95万床と推測しています。現在は精神病床を含めると約150万床ですから、大きく減少することになるかもしれません。精神病床を含めると合計110万床ですので、40万床近い減床となります。

あくまで私の推測であり、厚労省がここまでするかは別ですが、日本の人口推移と国民のニーズを考慮すると、的確ではないかと思っています。なお、これらの予想病床数は、あくまで稼働病床数であり、意味のない許可病床数とは考えていません。

厚労省が強気で取り組み、急性期40万床、地域包括期30万床、慢性期25万床、精神病床15万床、合計110万床となれば、諸外国なみのスリムで効率の良い病床数となり、人口数と医療費のバランスの取れた地域医療構想となるでしょう。

行儀の悪い病院

本物の急性期病院となんちゃって急性期病院は、ともに行儀のよい病院ばかりではありません。特になんちゃって急性期病院と呼ばれるような急性期病院は、背伸びをしてなんとか急性期病院という枠にとどまろうとしています。

急性期病院にはいろいろな縛りがあります。平均在院日数しかり、行う医療行為しかり、治療成果しかり、運営改善率しかり、在宅復帰率しかり、DPC、重症度、医療・看護必要度しかり、急性期病院としての施設基準を守らなければなりません。その施設基準を確実に自信を持って判断し、あらゆる評価事項をクリアして報告できている病院はそれほど多くないと思います。今までは、その病院のことはその病院以外、誰にも判断できないと思って見逃されてきたこともあるかもしれません。

しかしいまや時代はIT時代を通り越してAI時代です。4歳児がスマートフォンを使いこなす時代になっている現在、あなたの病院のすべてのデータはあなたの病院から出た瞬間から、厚労省のデータに集積されます。したがって、丸裸で、知らぬは自分の病院だけということになります。

しかし、明らかに意図的な不正があっても、いちいち問題にしていては物事が進まなくなるから見逃されてきたともいえますが、将来もそうなるとは限りません。場合によっては、急性期病院と名乗ることさえできなくなるような事柄も含まれています。行儀の悪い病院がそれほど多いとは思いませんが、中小民間病院の運命は、厚労省の手の中にあるといえます。

一方、急性期一般入院料1以上の病院でも、公的公立病院や民間病院でも、同じようなことが行われていないとは断言できません。医療は公的なものであり、政府によって規制されて行われているものですから、病院の信頼が崩れれば、医療全体の信頼も崩れます。そのため厚労省は、行儀の悪いことができないように規制を強めてきましたが、こうすればああする、というように規制の裏をかいて、なんとか自院に有利となるように画策する病院も出てくるかもしれません。官公立や公的病院だから、そのようなことはしないとは限らないのです。官公立病院であろうと民間病院であろうと、運営しているのは人間です。

しかし厚労省が言うように、すべてのデータが集積され、ボタン一つで白日のもとにさらされるようになってもなお、行儀の悪いことを続ける度胸がある病院はないと信じたいです。

入院患者は高齢者ばかり

日本の病院の入院患者の4分の3は、65歳以上の高齢者が占めています。図2は、入院料ごとの入院患者の年齢階級別分布を示しています。いちばん上の急性期入院基本料1の病棟は看護師配置が多く、いわゆる「急性期」機能の病棟ですが、そのような病棟でも70歳以上の患者が70％近くいます。急性期入院基本料2～6では70％以上が高齢者です。地域包括ケア病棟は、90％近い入院患者が高齢者です。回復期リハビリテーション病棟で80％程度、療養病棟でも85％となっています。

地域包括ケア病棟は、急性期病棟での入院期間を短縮させ、急性期治療が終わった患者や、在宅・施設から緊急入院した患者に対して、在宅復帰を目指して治療やリハビリテーションを行うために2014年にできた病棟です。現在、全国で約10万床あります。

図2　入院料ごとの年齢階級別分布

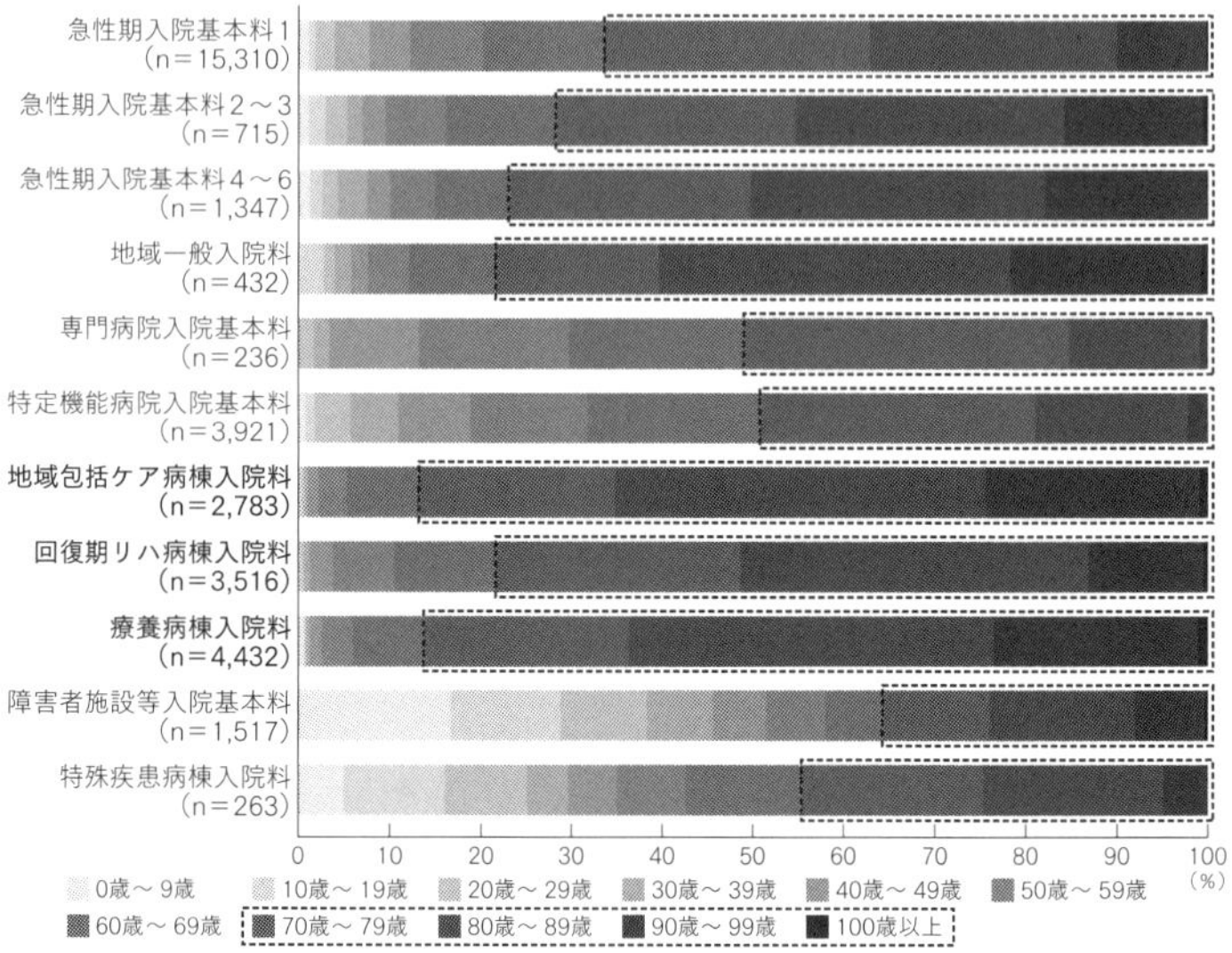

出典：令和5年度 第2回 入院・外来医療等の調査・評価分科会資料（2023年6月8日）より作成

地域包括ケア病棟ができて10年が経ちましたが、高齢者の救急搬送は増加する一方であり、その多くが緊急手術や専門治療が必要でない軽症・中等症患者でした。救急搬送された患者のほとんどが急性期病院に搬送されます。

そもそも厚労省の主張は、これらの救急搬送された高齢者のうち、軽症・中等症の高齢者を急性期病棟で受け入れるのは非効率で、地域包括ケア病棟で十分だというものでした。私としては、実は厚労省が高度急性期病棟で高齢患者を診ても総合的に治療できないことを知っていたため、診させたくないのだろうと推察しています。そして２０２４年に新しく地域包括医療病棟ができたのです。

地域包括医療病棟は、地域包括ケア病棟と類似した機能はあるものの、より高度な病棟を、と厚労省が提案し認められたものです。救急搬送された高齢者のうち、軽症・中等症の内科的な患者を中心に対応できるように、看護配置を地域包括ケア病棟の13対1より多い10対1とし、入院早期から手厚いリハビリテーションを行うといった、在宅復帰を目指すための要件が多く盛り込まれています。２０２４年9月時点で、全国49の病院が急性期病棟などから地域包括医療病棟に転換しています。

図2にはまだ地域包括医療病棟の入院患者の年齢階級別分布は記載されていませんが、いずれ示されるものと考えます。

入院環境の異常

「はじめに」でも書きましたが、日本では、現在ほとんどの国民は都会であろうと地方であろうと貧富の差なく、普段の生活は1人1部屋で暮らしています。日本人のほとんどが不思議と思わないことが不思議ですが、健康なときに1人1部屋で生活していながら、病気になって入院すると、当たり前のように4〜6人部屋に入れられます。病気になると苦しみや痛みを感じ不安な状態で治療を受けるにもかかわらず、周りには重症で苦しんでいたり、認知症で夜中に徘徊したり、奇声を発したりする人もいます。

そのような環境では十分に睡眠もとれず、病状が改善するはずがありません。十分に睡眠を取るということは人間として必須のことであり、自宅での睡眠時間の半分しか眠れなかったとしたら、体調は明らかに悪化してしまいます。これは治療以前の問題です。

最近では、全室個室の環境を整えている病院もちらほら出てきましたが、個室料金を支払わなければならない場合もあります。東京では、1日1室の個室料金が2万円前後の病院もあるそうです。療養に良いからと全室個室にしている病院の中には、個室料金を徴収していない良心的な病院も出てきました。

日本には、病人に対する治療環境を重要視していない制度をとってきた歴史があります。現在、日本の病床環境は、1人あたり6・4㎡で4人部屋まで（療養病床のみ）、廊下幅は一般病床では2・1m以上、療養病床では2・7m以上（両側に居室がある場合）の基準を守ることを義務づけています。この基準になったのは2001年です。それまでは、なんと1人あたり4・3㎡の6人部屋以上でも許容されて、廊下幅も1・2mでも差し支えないとし、2人の職員がすれ違う広さもありませんでした。1992年に初めて現在の基準を設定した療養型病床群では、ゆったりとした環境で療養が可能となりました。

しかし、病床環境を改善する余裕がなかったのか、必要がないと思ったのか、旧基準のままで放置している病院は令和の時代になってもまだ残存しています。2001年に病床面積は6・4㎡以上が標準であると改正されましたが、病気を軽快させるには不適切な旧基準のままで放置している病院はいまだに「これが標準仕様だ」と思っているかもしれません。健康なときの生活環境と比べて、病気になってからの療養環境のほうが悪化する状況は、改善する必要があると考えます。

病院での食事を考える

高齢者といえども、健康なときには自分の好きなものを好きな量だけ食べることができます。それが入院すると、基準給食（入院患者の栄養を考慮した献立で平均的必要カロリーの給食）が提供されます。入院中は病気の治療のためにも十分なカロリーと栄養素の提供が不可欠です。

入院期間中の食事の費用は、健康保険から支給される入院時食事療養費と患者が支払う標準負担額で賄われます。実は健康保険から支給される入院時食事療養費が少なすぎるのです。

入院時食事療養費は１９９４年10月に導入され、当時は１９００円／日でした。１９９７年の消費税５％増税に伴い、１９９７年４月から20円増え、１９２０円／日となりましたが、２００６年４月から１日あたりの算定方法が１食あたりに変更となり、640円／食（うち、患者の自己負担額460円）となったのです。これで実質的に病院側に入る費用は下げられたことになります。それから約20年経ちましたが、その間に8％、10％の消費税増税が行われても、食事療養費の引き上げは行われませんでした。おかげで基準給食は長年赤字状態であり、2023年には給食委託会社が突然事業停止し、全国的に問題になりました。そこで、2024年6月からは、患者の自己負担額を1食あたり30円増額し、670円／食となりました。

こうしてあらかじめ決められた価格をもとにして、給食委託会社に委託している病院は多くあります。当然のように中間搾取されていますから、おいしくない、見栄えのしない、個人の好みを無視した食事が毎日運ばれてくることが多いのです。しかも調理して時間が経った食事は、冷たくて食べられたものではありません。それに加え患者は病気で食欲も落ちています。自分の好きなものはほとんど出ません。となると、摂取食事量も大幅に低下して、十分なカロリーや水分を摂取できなくなります。そうなると確実に体は痩せ、体力、免疫力は大幅に落ちます。

人間は、食べなければ生きていけません。80歳以上の高齢者で普通に生活している人は1500kcalと、1500mlの水分が必要です。動いておらず、終日寝ているような状態では、必要カロリーは少なくてもよいかと思いますが、高齢者であろうときちんと生活をして自分の好きなことをしようと思えば、それだけのカロリーや水分は必須です。

病気になって入院すると、入院するまでの数日間と入院してからの数日間は十分なカロリーを摂取できなくなる場合が多いです。栄養が十分摂取できない日が10日間あった場合、その不足分を補うことはとても大変なのです。給食を担当する管理栄養士のなかには、一人ひとりの患者の状況を考えながらなんとか栄養を摂取できるように、好きな食事がとれるように「お好み献立」のようなものを考えて工夫している人もいます。患者が食べようが食べまいが関係なく無視して基準給食を出し続けていては、管理栄養士が病院にいる意味がありません。病棟にいる管理栄養士は、一人ひとりの患者の状態を観察し栄養状態を改善することに必死です。食事だけでなく主治医や担当看護師とも連携を取り、食事による改善だけでなく、治療による改善も考慮しながら努力するのが管理栄養士の役割です。

表1　入院前・入院中にカロリー・水分の摂取が不十分な高齢者

1日の必要カロリーが1,500kcalの高齢者が、入院前5日間750kcalしか摂取できずに、入院後も5日間750kcal（半分くらい）のカロリーと、750mlの水分を摂取しなかった場合、

【カロリー出納】
750kcal×（5日＋5日）＝（－）7,500kcal

【水分出納】
750ml×（5日＋5日）＝（－）7,500ml

（－）出納

発熱があれば、さらにカロリー、水分は足りなくなり、
（－）出納が増えることとなる。

この状態を改善することは、実は大変な治療となるのである。

武久洋三 作成

とにかく急性期病院から紹介されてきた患者は、データを見るまでもなくひどい栄養状態なのです。明らかにマイナスの栄養状態で入院してきた患者はそこから改善しなければならず、問題のない栄養状態で入院してきた患者とはスタートラインが全く違います。したがって管理栄養士の仕事は果てしなくあり、病院の中で管理栄養士の存在はますます重要視されてきています。

口腔清潔の重要性

人間の身体で体内と体外とが開放されているのは、鼻腔と口腔だけです。肛門や膀胱は、必要なときに開放されますが、24時間常に体内と体外が開放されている入り口は鼻腔と口腔しかありません。

患者は健康なときは毎日何回も歯磨きをしたり、うがいをしたりして口腔を清潔にするように努力しています。しかし病院では、普段のように口腔を清潔にする機会は少ないのです。口腔内が不潔だと、外界から細菌や汚染された外気が容易に入ってきます。就寝時、口を開けて寝ていれば、さらに多く入ってきます。したがって口の中が不潔であれば、すべて体内に入ってくることになり、口腔を清潔にするということは思っているよりも大切なことなのです。

テレビのコマーシャルをはじめ、口腔を清潔にするデバイスや薬剤などの広告を頻繁に目にします。歯磨きも普通の歯ブラシだけでなく、水流で歯垢を落とすものや、歯と歯の間に挟まった歯垢を掻き出す歯間ブラシなど、多種多様です。

人の歯は32本あり、60〜64歳で平均24・8本、85歳以上で平均14本しか残らないとされています。女性の場合は、妊娠出産などの生理的変化により、虫歯は男性より多く、60代で入れ歯をしている人も多いです。昔は朝歯磨きをすればそれでよしというような風潮でしたが、今では毎食後の歯磨きが重要とされています。もともと歯が弱い人もいますが、口の中をきれいにしておいて悪いことはありません。

日本人は口腔や歯に関心が高くなっているように思われます。しかし、病気になったり要介護になったりして入院すると、普段のように丁寧な歯磨きや口腔清拭は自分ではなかなかできませんし、動けなくなったらスタッフがきれいにしてくれているかというと時間的に余裕のないスタッフが多いため、患者の口腔の清拭に気を付けてくれる病院は少ないでしょう。口腔内が汚ければ、不潔なものが体内に入ってくるわけですから、咽喉や肺にまですぐに影響が及びます。高齢者はそうでなくとも誤嚥しやすい状況にあり、汚染された物質が直接肺に入ってしまうと、当然のことながら肺炎になりやすくなります。嚥下機能が保たれている人でも、高齢化により免疫力が低下している場合は容易に肺炎となり、死亡するリスクが高まります。

厚労省は今回の改定の肝として、よくぞ口腔清潔を盛り込んでくれました。あとは、高齢患者の療養において非常に重要な栄養とリハビリを病院がきちんと守ってくれさえすれば、予後は大きく変わるでしょう。

夜間排尿

高齢になると、就寝中に排尿したくなります。少ない人で一晩に1回、数が多い人では2回以上覚醒し、排尿行動に移ります。入院が必要な状態の高齢者のうち、起きてすぐに一人で安易にトイレに行ける人はほとんどいません。かろうじて一人でトイレに行けたとしても、転倒リスクを伴います。もし事故が起これば、病院側の責任問題となります。最悪の場合、業務上過失に問われる可能性もあります。

日本の病院の1病棟あたりの入院患者数はおよそ50人前後です。そのうち高齢者が占める割合を80％と仮定すると40人となり、40×1・5（少なめに想定した平均排尿回数）＝60、一晩に入院患者が60回トイレに行くことになります。夜勤の看護師は平均2人体制なので、60回のトイレ誘導ができるほどの夜勤スタッフは配置されていません。また重症患者も多くいて、医療的処置だけで手いっぱいです。そのため、夜勤中に患者が勝手にトイレに行って転倒事故などを起こされないように、防止策として ベッドから降りられないように手足を抑制したり、膀胱に排尿管を装着したりして、自由にトイレに行けなくしている場合が多いのです。そうなると約2週間の入院期間中に昼夜とも抑制されている時間が長くなり、さまざまな臓器の病状が改善したとしても、入院時、自ら歩いてきた患者が歩いて帰れなくなり、要介護者になってしまうのです。

人間は動物です。長く動かないでいると動けなくなってしまいます。そうなると体力も免疫力も落ちてしまいます。これでは患者の病気に対する抵抗力も生命力も確実に低下します。

自宅であれば多少、身体が不自由でも伝い歩きや車イスなどの介助道具を利用してトイレでの排泄ができている高齢者も、環境が変われば即日不可能となります。治療の結果として機能低下を起こしたとしても、患者が退院するとき、病院には入院する前の自宅で生活できていた状態に戻す責務があります。

しかし、そのような責務を微塵も感じていない病院があまりにも多すぎます。したがって厚労省も見かねて、今回の２０２４年度改定を通してひどい医療環境について直言したのです。厚労省はさまざまな要請をしていますが、高齢者が夜間排尿の自立という状況に戻れなければ、たちまち自立した生活は不可能となります。医療環境のなかで基本的な人権を守るのがいかに難しいか、ということです。仮に短期間でも入院中は職員の介護によってなんとか排尿が自立していた場合、退院して自宅に帰ったあとも、以前のように排尿が自立するようにサポートを考える必要があるということです。

病院には介護職員がいない

日本看護協会は、病院には医師と看護師がいればよいと思っているのかどうかは分かりませんが、コメディカルをはじめ、事務スタッフや労務スタッフ、調理スタッフなどさまざまなスタッフがいないと病院は回りません。病棟業務に限ってみても、今や医師と看護師だけで入院治療が完結できると思っている人は現場で働く医療従事者のなかには一人もいないはずです。高齢者が圧倒的に多い入院病棟では、Cure（治療）だけでなくCare（介護）の機能がなければ、もはや医療は成立しないのです。介護業務は当然のことながら、看護業務の一部です。

高齢者は青壮年に比べると体力も劣り、病状も重症化しやすく、純然たる看護業務に加えて介護業務の必要性が非常に大きいのです。「排泄介助」「食事の世話」「身体清潔」「給食配膳」「病床整備」「病棟環境整備」「患者送迎」「介護的観察」など多くの業務をすべて看護師が完遂せよというのは、もはや無理な状況になっているのです。高齢化率は30年前とまるで違います。にもかかわらず、病棟には介護職員を入れないため看護師だけで病棟看護業務をやらなければならず、現場の看護スタッフは「助けてくれ」と悲鳴を上げています。

先述のとおり、病棟における夜勤の看護師は平均2人体制です。平均在院日数が急速に短縮され、入院患者の重症度、医療・看護必要度の基準が厳格化されたため、より重症の患者が増加しています。このような現状に対して現場の看護スタッフは、看護業務の中でも生命に直結しないような介護的な業務については、介護スタッフに担ってもらいたいと切に願っています。

しかし日本看護協会は、病棟に介護職員は要らない、看護補助者だけでよい、といまだに熱弁をふるっています。看護補助者の業務は実質、介護業務であるにもかかわらず、「介護」という日本語を拒否しているように思います。介護職員は当然のことながら、看護師によって指導され管理されます。介護職員という職種は病棟にいてはならないという排他的な思想に執着し続けているとしか思えません。介護は看護の業務の一部であるのに、なぜ呼び方にそんなにこだわっているのか分からない人は多くいます。

もはや急性期病院は介護職員の夜勤なしでは成り立ちません。反対している看護スタッフは急性期病院の夜勤業務に入ってみてください。管理職に昇進した看護師は、現役だったときのことを思い出してください。現場の看護師の仕事が順調に進むように協力してあげることが、第一だと考えます。

身体抑制

抑制という言葉は、一般に人間が人間を抑えて制するという、まさに人権蹂躙《じゅうりん》を意味します。何気なくとまでは言いませんが、安易に患者を抑制することが常態化している病院があります。医療における抑制は、患者が認知症で点滴を抜いてしまうなどのリスクを避けるためなどの理由がある場合が多いです。しかし、平等が謳《うた》われる現代社会において、一方的にほかの人間の自由を奪うことは許されません。

2024年度の診療報酬改定では、医療機関における身体的拘束を最小化する取り組みを強化するため、入院料の施設基準に、緊急やむを得ない場合を除き、身体的拘束を行ってはならないことが盛り込まれました。また、医療機関において組織的に身体的拘束を最小化する体制を整備することを規定し、これらの基準を満たすことができない医療機関に対して、入院基本料から1日400円を減算することとなりました。

「拘束」という言葉は「抑制」と同じように使われますが、精神科領域で使われることが多いようです。急性期病院で職員の数が患者の数に対して少ない場合には、医療側の事情を優先しリスクを避けるという大義名分のもと、現場で安易に用いられるのが当然となってきたことに対し、厚労省はそれではいけないと急に正気に返ったのだと思われます。精神科病院は別として、主に急性期病院を中心として抑制せざるを得ないという思想が普遍化してきてしまっているのです。

慢性期病棟や介護施設においても、スタッフの都合によってリスクを避けるためには抑制しても当然だ、この抑制は職員の都合ではなく、患者の利益に資するものだとでも言いたげな思想が蔓延しています。これに対して身体的拘束最小化の体制整備を要件化し、かつ要件を守れなかった場合に減算するという強硬手段に出た厚労省を、私は大いに評価しています。

実際に精神科病院における認知症病棟でも、ベッドから落ちるリスクを避けるために安易に抑制していましたが、ベッドの位置を低くするなど工夫することで抑制を一切なくしてみたら、なんの問題も起こらなかった実例もあるのです。抑制が当然という風潮のある現場が、そうやすやすと改善されるとは思えないものの、監督官庁である厚労省自体がこういう考えに変わったんだよという姿勢を見せることで、必ずや良い方向にいくと信じています。

リハビリテーションの異常

高齢者は運動を怠ると、すぐに関節は拘縮し、十分に歩けなくなります。病気になれば動けなくなりますし、前述のように抑制されることもあります。動けなくなった場合、通常はすぐに強度の高いリハビリテーションを行わないと、一度固まった関節は、容易なことでは改善しません。急性期病院では介護職員がおらず、リハビリテーションもほとんどしてくれないので、入院中は安静臥床が続き、すぐに要介護状態となってしまうのです。

さらに、日本の医療提供体制下では、リハビリテーションは急性期治療が終わったあと、回復期リハビリテーション病棟に転院、転棟してから行うものであるというシステムになってしまっています。したがって、病気になって、急性期病棟で治療して、回復期リハビリテーション病棟に移るまで平均1カ月以上経たないとリハビリテーションはしてもらえません。誰が考えても病気になり動けなくなったと同時にリハビリテーションをすれば回復も早いはずなのに、日本の医療システムはおかしいの一言です。

日本のこれまでのリハビリテーションに対する考え方は間違っていたとしか言いようがありません。入院中にリハビリテーションを行わず関節が拘縮してしまうことに関しては、リハビリテーションの専門家や学者にも当然責任があります。可動性が悪くなった患者や可動性が悪くなりそうな患者に対して、緊急リハビリテーションや予防的リハビリテーションを提供することがどれだけ有効か、ということは、リハビリの専門家であれば誰もがよく分かっているはずです。

このような状況を招いたのは、日本の決められた制度に従って、その範囲内でリハビリテーションをすればいいという考え方が許容されてきたからです。リハビリテーションの専門家であれば、患者の治療のためにベストな方法でリハビリテーションを行うよう努力すべきだったのです。急性期病院で疾患の治療と同時にリハビリテーションを精力的に行う、手術前後に集中的にリハビリテーションを行う、日本は今そういう制度になっていません。急性期でリハビリテーションを行った場合には、雀の涙ほどの報酬しか認められていなかったので、専門家でもリハビリテーションをしない状況をよしとせざるを得ないという認識だったのかもしれません。

それが突然、急性期病棟でのリハビリテーションの実施を強力に後押しするように制度改革が行われました。今回の改定では、急性期の段階から身体機能低下を防ぐ取り組みを推進し、リハビリテーション、栄養管理とともに口腔管理を行い、土日、祝日も平日同様のリハビリテーションを提供するようにという要請が明確に打ち出されました。

新しくできた地域包括医療病棟は、実質は今までの急性期病棟に近いものです。その病棟に入院したら直ちにリハビリテーションを行いなさい、と改革したのです。急性期の早い段階でリハビリテーションを開始すれば、状態は従前より明らかに大きく改善されます。

急性期病院でリハビリテーションが行われれば、リハビリテーションの効果は飛躍的に上がります。従来のように、受傷したりリハビリテーションが必要となったりして1カ月以上経過してから回復期リハビリテーション病棟に紹介されリハビリテーションを行ってきた状況と比べると、効果には大きな差が出てくると思います。また、急性期からリハビリテーションを行うことによって、回復期病棟に入院しなければならない患者は激減するはずです。

全国にはリハビリテーションと名の付く専門病院が多くあります。回復期リハビリテーション病棟に入院後6カ月間は脳血管障害のリハビリテーションを受けることができますが、これでは回復期リハビリテーションというより慢性期リハビリテーションです。リハビリテーション専門病院は、リハビリテーションしかできない病院と思われてしまうかもしれません。そのうち回復期リハビリテーション病棟はなくなるかもしれません。

ようやくリハビリテーションがまともな制度になるような気がしてきました。リハビリテーションの効果が急速に上がれば要介護者も減り、介護保険施設に入所する人も減るため、医療費や介護費を減らしたい財務省としては大喜びの状況となります。

急性期病院からの紹介患者は要介護者がほとんど

48ページの表2は、おもに回復期・慢性期の病院（A病院）に紹介されてきた患者の要介護度を示しています。社会福祉施設などから病院に紹介された患者は病状が悪化している場合がほとんどですが、なんと急性期病院から紹介されてくる患者の実に80%以上が要介護者でした。もともと要介護者であった人が急性期病院に入院したとも考えられますが、少なくとも急性期病院から退院してもいいですよと言われた患者のうち80%以上が要介護者だったことは動かしようのない事実なのです。

たしかに、現在では医療と介護の入院入所者の状態は非常に類似しています。しかも病院に入院するのは、1回だけではありません。良くなって自宅に帰れたかと思えば、また調子が悪くなって再入院することが多々あります。ある程度の年齢になって一度入院しないといけないような状態になった患者は、出たり入ったりしなければな

表2　【A病院】2022年10月～2023年6月の新入院患者458人の入院元および要介護割合

入院元施設		急性期病院	自宅	施設等	合計
入院患者数（%）		25%（116人）	67%（306人）	8%（36人）	458人
要介護認定者数（%）	要支援1・2	3%（4人）	9%（29人）	0%（0人）	7%（33人）
	要介護1	13%（15人）	9%（28人）	3%（1人）	10%（44人）
	要介護2	12%（14人）	9%（29人）	3%（1人）	10%（44人）
	要介護3	16%（18人）	14%（43人）	28%（10人）	16%（71人）
	要介護4	20%（23人）	13%（40人）	36%（13人）	17%（76人）
	要介護5	20%（23人）	9%（29人）	31%（11人）	14%（63人）
	要支援～要介護5 要介護認定者	84%（97人）	65%（198人）	100%（36人）	72%（331人）
要介護認定なし（%）		16%（19人）	35%（108人）	0%（0人）	28%（127人）

らない場合も多いのです。

　これは先述した急性期病院に入院したために要介護状態になってしまった人も含まれますが、特に急性期病院から回復期病院に紹介されてくる患者は、介護度が重い要介護4・5であることが多いのです。例えば特養では要介護3以上でないと入所できないという決まりがあるので、要介護2以下の人はほとんど0です。

　しかし、入院された要介護3・4・5の人のうち、約30％が再入院しています。自宅から入院してきた方には重度要介護者は少なく、要支援や要介護1・2の患者が多く見られます。急性期病院では、熱が出たり調子が悪くなったりしていろいろなところから要介護者が救急車などで運ばれてきますが、長期に入院できないため、出入りが激しいのです。

A病院は急性期病院ではなく、どちらかというとリハビリテーションの必要性がある要介護者が多く入院しています。当然、急性期病院で良くなって自宅に帰る人も多くいますが、十分に治りきらず回復期病院を紹介されることもあります。その場合は、ほとんどが重度要介護者となっているのです。それぞれの病院や施設が自施設の機能を発揮することで地域医療が成り立っています。

したがって、超高齢社会では、医療と介護の間で患者について連携することが必要となってきます。その間に介在する職種は当然ケアマネジャー（介護支援専門員）が主体となるでしょうが、医療制度やおおよその治療の仕方などについて知識のある人がコーディネートするほうがスムーズに連携できます。

2000年の介護保険制度開始のときは、医療系職種のケアマネジャーも多くいたのですが、医療系職種は医療のほうでのニーズが急速に高まったので、20年以上経った現在では、ケアマネジャーはほとんどが介護か福祉系の職種が占めています。

しかし、病院で入退院の業務を行うのは、主に社会福祉士と看護師です。病院で入退院をケアマネジャーが直接担当している例は少ないのですが、やがて病院の窓口と介護保険の窓口が共通化されることは必然です。福祉は長期間の入所利用が多いですが、今後の医療は短期間の入院が強く求められることになります。

したがって、病院でのリハビリテーションや処遇については、ニーズに従って短期間で変化することとなり、ケアプランを作るケアマネジャーとしては、医療のことが理解できなければ、仕事にならないという状況に陥ります。今後、ただのケアマネジャーからメディカルケアマネジャーの資格を取りたいという人が増えてくると思います。

特養などで長期入所していても最後は急変して病院に担ぎ込まれる患者が多いですが、厚労省としては特養などの長期入所施設で看取りもできるようにする方向に動いています。

しかし、２０２４年度介護報酬改定により、介護保険施設は、入所者の急変時には連携医療機関と連携し対応することが義務付けられました。やはり最後は死亡確認という重要な業務がありますので、病院と施設の機能をどのように分けるべきかが重要になります。特養に長期間寝たきり状態で入所していても、もうこの状態になって長いし高齢だからと、熱が出ても何もしないで放っておくわけにはいきません。したがって、基本的に異常があったときは連携医療機関に緊急で運び、検査をしたうえで治療することとし、建前上、厚労省もそういう方向で進めています。介護保険施設と医療が連携を取るのであれば、クリニックの医師と契約してもいいと思いますが、現在、福祉施設との連携は病院でなければならないこととなっています。

地域のかかりつけ医が24時間365日、緊急対応することは現実的ではありませんし、介護保険施設から連携を求めてくる場合には、ほとんどが入院を伴うことが多いことから、厚労省は病院に介護保険施設との連携を求めているのだと思います。このように、医療と福祉の連携は今後、密接なものとならざるを得ず、医療と介護の協調は、急速に変化していくと思われます。

急性期から紹介されてくる患者の血液検査のデータ

残念なことに、主に急性期病院には、少し気が付いただけでも患者の病状や体力を悪くするような要素がいっぱいあるのです。

急性期の治療が終わり、急性期病院から回復期や慢性期の病棟に紹介されてくる患者がどのような状態かを調べたデータ（表3）があります。

少し専門的な話になりますが、患者の栄養状態を知ることができるアルブミンという物質があります。正常では4・1g／dl以上ですが、残念ながら3g／dlや2g／dl、ひどい場合には2g／dl未満になってしまっている人がいるのです。急性期病院から治ったとして紹介されてくる患者の82％は、アルブミン4・1g／dl未満の低栄養になってしまっているのです。ヘモグロビンや総コレステロールが低すぎるということは、生命に危険を及ぼすほどの低栄養状態であることを示しています。急性期病

表3 （22病院）新入院患者の検査値の異常値割合

2010年1月から2024年8月に当院を含む計22病院に入院した患者11万5605人（平均年齢：80.8歳）の、入院時検査における検査値の異常値割合

異常検査値※	患者数(人)	割合（%）	平均	一番悪い値
尿素窒素 20.1mg/dl 以上	46,604	40.3	32.7	291.4
ナトリウム 138.0mmol/l 未満	49,574	42.9	134.0	89.3
ナトリウム 145.1mmol/l 以上	4,428	3.8	150.0	189.0
アルブミン 4.1g/dl 未満	95,066	82.2	3.4	0.8
総コレステロール 142mg/dl 未満	28,940	25.0	120.7	17
血糖 110mg/dl 未満以上	71,510	61.9	154.6	1,289
ヘモグロビン	76,308	66.0	—	2.3
再掲（男性）13.7g/dl 未満	40,497	80.9	11.1	2.3
再掲（女性）11.6g/dl 未満	35,811	54.7	10.0	2.3

※日本臨床検査標準協議会（JCCLS）共用基準範囲 参照
急性期病院から入院してきた患者さんの多くが脱水や低栄養、電解質異常、高血糖などの異常を多数抱えている。

院の治療の結果として、貧血や高血糖なども採血結果に表れています。通常、患者の悪いところや不足していること、劣っていること、異常なところなどを治すために入院します。しかし、急性期病院をこのような異常を抱えた状態で退院しているという実態があります。私はこのことに驚きを隠せません。これらの異常を健全な状態に改善することは容易ではありません。

急性期医療を受けたあと、患者の回復を完全なものにするための病床機能は、たいへん重要です。病気には、短期間で完全に治ってしまうようなもの、がんの

ように長期間継続して治療が必要なもの、高齢者における老化による病変とも闘いながら長期に経過するものがあります。急性期医療で行うべき治療は終わり、ほかにやれることはありませんと言われて退院したあと、急性期の治療を受けたことでかえって悪化した病態を改善するのは、急性期後の医療現場です。

やりたい放題治療しておいて「急性期医療のあとの患者の状態はわれ関せず」でいいわけがありません。栄養状態は悪化し、各種臓器の機能も悪化してしまった状態で、「あとはよろしく」といわんばかりに放り出してしまうような無責任な医師が多いことは残念です。回復期や慢性期病院の医師は、急性期医療で疲弊した患者をなんとか元の生活に戻せるように努力しなければなりません。それが、各病床機能を担当する病院の医師として非常に重要な仕事となっているのです。急性期医療における病気の根本治療は非常に重要ですが、急性期後の治療はさらに重要です。

地域包括医療病棟とは

厚労省は、増え続ける高齢患者のための病棟として地域包括ケア病棟を作り経過を見てきました。地域包括ケア病棟では、主に内科系の救急の高齢患者を含めて受け入れて救急からリハビリテーションまでを担当させる予定でした。

しかし紆余曲折の結果、地域包括医療病棟は、従来の急性期病棟の一部（なんちゃって急性期）として許容してきた病棟分をこれ幸いと地域包括病棟という概念の中に入れて、地域包括ケア病棟の前段階の病棟として急遽できたものなのです。

したがって、この新しい病棟が地域包括ケア病棟の概念に包含されるといまだに認識している厚労省の担当者もいるかもしれません。

地域包括ケア病棟は10年の間に少しずついろいろな機能が求められてきました。それに対して病棟運営側も誠実に応えてきたと思います。そのような背景があり、今回

令和6年度診療報酬改定 II－2
生活に配慮した医療の推進など地域包括ケアシステムの深化・推進のための取組－① 等

図3　地域包括医療病棟② 施設基準等

地域包括医療病棟入院料の算定要件及び施設基準

地域において、救急患者等を受け入れる体制を整え、リハビリテーション、栄養管理、入退院支援、在宅復帰等の機能を包括的に担う病棟の評価を新設する。

（新）地域包括医療病棟入院料（1日につき）3,050点

［算定要件］
別に厚生労働大臣が定める施設基準に適合しているものとして地方厚生局長等に届け出た病棟を有する保険医療機関において、当該届出に係る病棟に入院している患者について、所定点数を算定する。ただし、90日を超えて入院するものについては、区分番号A100に掲げる一般病棟入院基本料の地域一般入院料3の例により、算定する。

［施設基準］（抜粋）
(1) 看護職員が10：1以上配置されていること。
(2) 当該病棟に常勤の理学療法士、作業療法士又は言語聴覚士が2名以上、専任の常勤の管理栄養士が1名以上配置されていること。
(3) 入院早期からのリハビリテーションを行うにつき必要な構造設備を有していること。（病室6.4㎡/1人以上、廊下幅1.8m以上が望ましい 等）
(4) 当該病棟に入院中の患者に対して、ADL等の維持、向上及び栄養管理等に資する必要な体制が整備されていること。（ADLが入院時と比較して低下した患者の割合が5%未満であること 等）
(5) 一般病棟用の重症度、医療・看護必要度の基準を用いて評価し、延べ患者数のうち「A3点以上、A2点以上かつB3点以上、又はC1点以上」に該当する割合が16%以上（必要度Iの場合）又は15%以上（必要度IIの場合）であるとともに、入棟患者のうち入院初日に「B3点以上」に該当する割合が50%以上であること。
(6) 当該病棟の入院患者の平均在院日数が21日以内であること。
(7) 当該病棟において、退院患者に占める、在宅等に退院するものの割合が8割以上であること。
(8) 当該病棟において、入院患者に占める、当該保険医療機関の一般病棟から転棟したものの割合が5%未満であること。
(9) 当該病棟において、入院患者に占める、救急用の自動車等により緊急に搬送された患者又は他の保険医療機関で救急患者連携搬送料を算定し当該他の保険医療機関から搬送された患者の割合が1割5分以上であること。
(10) 地域で急性疾患等の患者に包括的な入院医療及び救急医療を行うにつき必要な体制を整備していること。（2次救急医療機関又は救急告示病院であること、常時、必要な検査、CT撮影、MRI撮影を行う体制にあること 等）
(11) データ提出加算及び入退院支援加算1に係る届出を行っている保険医療機関であること。
(12) 特定機能病院以外の病院であること。
(13) 急性期充実体制加算及び専門病院入院基本料の届出を行っていない保険医療機関であること。
(14) 脳血管疾患等リハビリテーション料及び運動器リハビリテーション料に係る届出を行っている保険医療機関であること。

出典：厚生労働省保険局医療課　令和6年度診療報酬改定の概要【入院I（地域包括医療病棟）】（2024年3月5日版）

の地域包括医療病棟は、最初から厳しい基準を設けています。その基準を図3に示します。14項目の基準をクリアした病院にだけ、地域包括医療病棟が認められます。

厚労省はどちらかと言えば、中途半端な急性期病院を一括して地域包括医療病棟に誘導するつもりでした。しかし、いざ急性期病床から転換しようにも、あまりにも実現不可能な条件を多く定められたものだから、急性期病棟としては転換は無理だと判断しているのです。したがって、急性期病棟ではなく、地域包括ケア病棟からの転換も多いようです。

転換できない主な理由は、ＡＤＬ（日常生活動作：Activities of Daily Living）が入院時より低下しないようにすることや、地域包括医療病棟だけでなく、すべての病床において拘束に対して点数が減算されることが挙げられます。今回の改定においては、地域包括医療病棟だけでなく、基本的に全病棟に可動性の低下を防ぐという意向に加えて、この14の条件に尻込みしてしまったのだと考えます。

これらのことについて全患者に均一に対応しろという厚労省の要求は、とてつもなく過大です。これでは、いくら報酬が多くても、地域包括医療病棟に転換しようという意欲はそがれてしまいます。今回の改定は厚労省の並々ならぬ意向が表れているため、全国の病院は守らざるを得ません。これらの施設基準は、地域包括医療病棟に対するものと勘違いしてしまいますが、すべての病院病棟に要求されているのです。

地域包括医療病棟への移行実態について

地域包括医療病棟は、2024年6月に新設されました。その目的の一つ目として、本来は緊急手術や専門治療が必要でない高齢の救急患者を、医師や看護師の配置が手厚く点数の高い急性期一般入院料1の病棟で受け入れることの非効率の改善が挙げられます。二つ目には、地域の急性期病院としておもに高齢の入院患者を受け入れているのに、高齢患者に適した総合的な治療をせず、十分なリハビリテーションもせず、昔ながらの緩い経営を続けてきた「なんちゃって急性期病院」の整理整頓が挙げられます。

しかしながら、地域包括医療病棟に設けられた厳しい要件を満たせる病院は少ないです。そのため地域包括医療病棟への転換どころか、運営の維持もままならない病院がほとんどです。2024年9月時点で、地域包括医療病棟へ転換した病院は、国の予想をはるかに下回っている状況です。

表4に3つの病院の地域包括ケア病棟の事例を示します。主だった7つの基準を守れるかどうかを数カ月にわたり調査した結果です。網かけされた数値は、その月でクリアできていないことを示しています。それを努力して改善し、なおかつその基準をクリアし続けることができた病院のみ、地域包括ケア病棟から地域包括医療病棟に転換する申請をしました。これらの3つの病院は幸い地域包括医療病棟に転換できましたが、条件をクリアするのがとうてい困難だった病院は、「平均在院日数21日以内」と「重症度、医療・看護必要度」の要件をクリアすることができませんでした。

急性期一般病棟では、地域包括医療病棟への転換どころか、現在の急性期病棟に与えられた新たな基準を達成するのに大わらわという状態だと思います。次回の改定では、急性期一般病棟から転換しやすいように少し条件が緩められると予想しています。

要するに激増している高齢患者を急性期一般病棟に入院させることのマイナス面を払拭し、医療費を抑制しなければ大変なことになるのです。まさに一刻の猶予もないのです。したがって、その道筋は地域包括医療病棟へ転換しやすくするためなだらか

表4　グループ病院において地域包括医療病棟転換した病棟の実績データ

		基準	A病院（56床）					B病院（35床）					C病院（36床）				
項目			5月	6月	7月	8月	9月	5月	6月	7月	8月	9月	5月	6月	7月	8月	9月
重症度、医療・看護必要度Ⅰ（A3点以上、A2点以上かつB3点以上、C1点以上）	直近3カ月	16.0%	16.7%	18.0%	17.6%	18.8%	18.0%	17.1%	18.1%	18.4%	17.5%	16.0%	**10.7%**	16.1%	16.6%	16.3%	17.2%
平均在院日数	直近3カ月	21日以内	**24.4**	20.1	18.2	15.6	16.1	20.7	20.3	19.7	17.9	19.4	20.1	16.8	15.2	15.7	15.0
入棟患者のうち入院初日に「B3点以上」に該当する患者割合	直近3カ月	50%	73.3%	77.6%	81.4%	83.6%	86.0%	52.5%	53.3%	56.1%	55.4%	54.0%	53.1%	79.6%	80.4%	81.5%	71.1%
同一の保険医療機関の一般病棟から転棟した患者の割合	直近3カ月	5%未満	0.0%	0.0%	0.0%	0.0%	0.0%	0.0%	0.0%	0.0%	0.0%	0.0%	2.8%	1.0%	0.4%	0.9%	0.9%
救急搬送後の患者の割合	直近3カ月	15%	36.6%	42.7%	51.2%	58.1%	58.1%	18.7%	22.3%	22.4%	23.2%	24.5%	32.0%	39.5%	44.3%	40.7%	34.1%
【在宅復帰率】在宅等へ退出した患者の割合	直近6カ月	80%	86.3%	85.5%	85.3%	85.8%	85.8%	90.8%	91.1%	90.3%	89.9%	89.7%	91.6%	93.2%	91.8%	91.0%	91.1%
ADLが低下した患者の割合	直近1年間	5%未満	0.9%	0.9%	0.6%	0.7%	0.7%	2.2%	2.3%	2.1%	2.1%	1.8%	4.1%	4.0%	4.0%	4.1%	3.7%

なスロープのようにすることは間違いありません。中途半端な急性期病棟を急性期病棟と呼ばせないという改正は、既定のものとなっているのです。その意向を明確にすることで、医療の改革は確実に進展するものと思われます。

表5　地域包括ケア病棟から地域包括医療病棟への転換に係る課題

	課題内容	E病院	F病院	G病院
1	10対1看護配置	○	○	○
2	専従常勤のPT、OTまたはST2人以上、専任の常勤管理栄養士1人以上	○	○	○
3	入院早期からリハビリを行える構造設備（病室6.4㎡/1人以上、廊下幅1.8m以上が望ましい等）	○	○	○
4	ADL等の維持、向上及び栄養管理等に資する必要な体制の整備（退院・転棟時にADLが入院時と比較して低下した患者割合が直近1年間で5%未満等）	○	○	○
5	一般病棟用の重症度、医療・看護必要度の基準で「A3点以上、A2点以上かつB3点以上またはC1点以上」に該当する割合が、16%以上（必要度Ⅰの場合）または15%以上（必要度Ⅱの場合）	× （旧16.6%）	× （旧31.2%）	× （旧26.8%）
6	入棟初日に「B3点以上」に該当する割合が、述べ患者数のうち50%以上	○	○	○
7	入院患者の平均在院日数が21日以内	× （42日）	× （28日）	× （36日）
8	在宅復帰率が80%以上	○	○	○
9	自院内転棟割合が直近3カ月で5%未満	○	○	○
10	入院患者に占める、救急用の自動車等で緊急搬送された患者または他の保険医療機関で救急患者連携搬送料を算定して他の医療機関から搬送された患者の割合が直近3カ月で15%以上	○	×	○
11	包括的な入院医療及び救急医療を行うにつき必要な体制（2次救急医療機関または救急告示病院で、常時必要な検査、CT撮影、MRI撮影を行う体制にある等）	○	×	○
12	休日を含め全ての日において、リハビリを提供できる体制	○	○	○
13	データ提出加算及び入退院支援加算1の届出	○	○	○
14	特定機能病院以外で、急性期充実体制加算及び専門病院入院基本料の届出がない	○	○	○
15	脳血管疾患等リハビリテーション料及び運動器リハビリテーション料に係る届け出	○	○	○

ＡＤＬ（日常生活動作）の低下

病院や介護施設の現場では、さまざまな指標を使ってＡＤＬレベルを測定し、患者の改善具合をチェックします。ＢＩ（Barthel Index）という指標で、「食事」「車椅子からベッドへの移動」「整容」「トイレ動作」「入浴」「歩行」「階段昇降」「着替え」「排便コントロール」「排尿コントロール」という10の基本的な日常生活の能力を点数化して、ＡＤＬの評価を行います（表6参照）。

ほかにＦＩＭ（Functional Independence Measure）という指標があります。主にリハビリテーションの分野で用いられています。退院時のＦＩＭ点数から入院時のＦＩＭ点数を差し引いたものを「ＦＩＭ利得」と言い、ＦＩＭ利得が大きいほど改善効果が大きいと評価し、より短期間で改善した場合には効率が良いと評価します。短期間で良くなるほど評価が上がります。これを「実績指数」と言い、回復期リハビリテーション病棟におけるリハビリテーションのアウトカム評価として利用されています。

リハビリテーション的学問指標であるＦＩＭと違い、ＢＩは主に介護施設関係で使われており、よりとっつきやすく、誰にでも分かるような指標になっています。そのため、医療職でなくても測定したり評価したりすることができます。

２０２４年度診療報酬改定で新設された地域包括医療病棟では、退院または転棟時ＡＤＬが入院時より低下した患者の割合が５％未満であることという要件があり、このＡＤＬの指標としてＢＩが用いられています。加算を取得すれば、３％未満とさらに要件が厳しくなります。

具体的に1病棟あたり50床として、50人×５％＝２・５人となり、50人の入院患者のうちＡＤＬが低下した人を２・５人までに抑えるということになります。入院中は病態に応じて当然ＡＤＬが変化するので、悪化した人を２・５人までに抑えてくださいということは、とんでもない要望なのです。したがって現実的に病態が悪化しなかったほとんどの人は、入院してきたときのＡＤＬより低下していないため、入院日数が経過するにつれて日常生活動作ができるようになるということですが、実際は悪化した患者を2・5人以内に抑えるのは不可能です。このような厳しい基準を強要されて、それができなかった場合にはペナルティーを科しますよ、と言われたら、このことだけで自信がないな、という病院が続出することになります。したがって私はこれを目指すべき指標であると理解しています。

例えば50床の地域包括医療病棟ではADLが下がった人の割合が、2・5人を上回らないようにしなければならないという条件は、地域包括医療病棟を継続するための条件となっています。急性期一般入院料1の病棟では、栄養やリハビリテーションや口腔清潔の加算を取る場合には3％未満となりますので、ADL悪化人数を50人中1・5人までに抑えることが強要されることとなっています。

いずれにしても当該病棟において、動けなくなる人を極力抑えるのだ、という厚労省の強い意思が表れています。

表6　バーセルインデックス（Barthel Index機能的評価）

		点数	質問内容	得点
1	食事	10	自立、自助具などの装着可、標準的時間内に食べ終える	
		5	部分介助（たとえば、おかずを切って細かくしてもらう）	
		0	全介助	
2	車椅子からベッドへの移動	15	自立、ブレーキ、フットレストの操作も含む（非行自立も含む）	
		10	軽度の部分介助または監視を要する	
		5	座ることは可能であるがほぼ全介助	
		0	全介助または不可能	
3	整容	5	自立（洗面、整髪、歯磨き、ひげ剃り）	
		0	部分介助または不可能	
4	トイレ動作	10	自立（衣服の操作、後始末を含む、ポータブル便器などを使用している場合はその洗浄も含む）	
		5	部分介助、体を支える、衣服、後始末に介助を要する	
		0	全介助または不可能	
5	入浴	5	自立	
		0	部分介助または不可能	
6	歩行	15	45M 以上の歩行、補装具（車椅子、歩行器は除く）の使用の有無は問わず	
		10	45M 以上の介助歩行、歩行器の使用を含む	
		5	歩行不能の場合、車椅子にて45M 以上の操作可能	
		0	上記以外	
7	階段昇降	10	自立、手すりなどの使用の有無は問わない	
		5	介助または監視を要する	
		0	不能	
8	着替え	10	自立、靴、ファスナー、装具の着脱を含む	
		5	部分介助、標準的な時間内、半分以上は自分で行える	
		0	上記以外	
9	排便コントロール	10	失禁なし、浣腸、坐薬の取り扱いも可能	
		5	ときに失禁あり、浣腸、坐薬の取り扱いに介助を要する者も含む	
		0	上記以外	
10	排尿コントロール	10	失禁なし、収尿器の取り扱いも可能	
		5	ときに失禁あり、収尿器の取り扱いに介助を要する者も含む	
		0	上記以外	
合計得点（　　/ 100点）				

※1　得点：0〜15点　　※2　得点が高いほど、機能的評価が高い。

下り搬送とは

急性期病院を本物とそうでない病院とに分けようとする意図は、「下り搬送」という政策に如実に表れています。

急性期病院の定義を厳しくして急性期充実体制加算と総合入院体制加算を算定する病院に限定するという政策、さらには、「急性期病院は急に病気になった人の病院ではなく、最新の医療が必要な患者の病院である」という明確な方針を厚労省が打ち出しました。すなわち急性期病院には高度医療が必要な患者だけしか入院させないという方針を「下り搬送」という政策で実行させようとしているのです。

現在、高齢救急患者は軽度・中等度の内科的疾患が多く、これらの患者が高度急性期病院に搬送され入院の必要があると診断された場合、これまでは1週間程度の入院を余儀なくされていました。最新の医療を提供する病院が従来の医療で治療可能な患者に対応することにより可動性が高まることは、医療費の適正使用に反すると考えられていました。

また、厚労省が2024年度の診療報酬改定の方針として、急性期病院では低栄養やリハビリ不足、口腔清潔などに十分に対応できていないことを受けて、高齢救急患者のうち緊急的かつ外科的処置が必要でない感染症などの内科的疾患の高齢患者は、高度急性期病院に入院させないほうがよいと考えられていました。

この2つの考えから、高齢救急患者は高度急性期病院での入院治療ではなく、高齢患者の治療に習熟している地域の回復期、慢性期病院に紹介したほうがよい、という方針で救急患者連携搬送料が創設されました。救急受診後、できるだけ短時間でこれらの後方病院に紹介してください、というお願い的な診療報酬です。

しかし高度急性期病院は入院患者が少ない場合が多く、私はこれらの患者を短期間でも入院させてから「下り搬送」するという傾向になるのではないか、と予想しています。

高齢患者の入院が2日間程度の短期間であれば、障害も少ないと考えられます。

図4　初期診療後の救急患者の転院搬送に対する評価

救急患者連携搬送料の新設

三次救急医療機関等に救急搬送された患者について連携する他の医療機関でも対応が可能と判断する場合に、連携する他の医療機関に看護師等が同乗の上で転院搬送する場合の評価を新設する。

（新）救急患者連携搬送料
　1 入院中の患者以外の患者の場合　1,800点
　2 入院1日目の患者の場合　1,200点
　3 入院2日目の患者の場合　800点
　4 入院3日目の患者の場合　600点

［算定要件］
別に厚生労働大臣が定める施設基準に適合しているものとして地方厚生局長等に届け出た保険医療機関において、救急外来を受診した患者に対する初期診療を実施し、連携する他の保険医療機関において入院医療を提供することが適当と判断した上で、当該他の保険医療機関において入院医療を提供する目的で医師、看護師又は救急救命士が同乗の上、搬送を行った場合に算定する。この場合において、区分番号C004に掲げる救急搬送診療料は別に算定できない。

［施設基準］
⑴ 救急搬送について、相当の実績を有していること。
⑵ 救急患者の転院体制について、連携する他の保険医療機関等との間であらかじめ協議を行っていること。
⑶ 連携する他の保険医療機関へ搬送を行った患者の臨床経過について、転院搬送先の保険医療機関から診療情報の提供が可能な体制が整備されていること。
⑷ 連携する他の保険医療機関へ搬送した患者の病状の急変に備えた緊急の診療提供体制を確保していること。

急性期一般入院料1における在宅復帰率の基準の見直し

救急患者連携搬送料の新設に伴い、急性期一般入院料1等における在宅復帰率に関する施設基準について、救急患者連携搬送料を算定し他の保険医療機関※に転院した患者を対象から除外する。

※地域包括ケア病棟入院料（入院医療管理料を含む。）、回復期リハビリテーション病棟入院料、特定機能病院リハビリテーション病棟入院料、療養病棟入院基本料、有床診療所入院基本料及び有床診療所療養病床入院基本料を算定する病棟及び病室を除く。

出典：厚生労働省保険局医療課 令和6年度診療報酬改定の概要【重点分野Ⅰ（救急医療、小児・周産期医療、がん医療）】（2024年3月5日版）

いずれにしてもはっきりしていることは、高度急性期病院には感染症の高齢患者は担当させない、最新の医療が必要な場合のみ入院させてもよいという厚労省の意図がこの「下り搬送」から見て取れます。

急性期充実体制加算の詳細基準

急性期充実体制加算は、2022年度診療報酬改定で新設されました。それ以前の急性期病院の急性期度合いは、看護師の数が多いほうがより高いという程度の認識でした。急性期一般入院料1は看護配置7対1を基準としており、ICU（Intensive Care Unit）やHCU（High Care Unit）、CCU（Coronary Care Unit）の看護配置は、7対1よりも手厚くなっています。

いずれにしても基準以上の看護師を配置しておけば、その病棟でどのような医療行為がどのくらい行われようが、極端な話、行われなくとも急性期病院の条件は満たしているということになっていたのです。

常識ではそのようなことはあり得ませんが、それをはっきりさせたのが2022年度改定です。看護師の配置を整備したとして、74、75ページの表7にあるように、全身麻酔による手術が２００件／年以上（緊急手術３５０件／年以上）または３００床未満：６・５件／年／床以上（緊急手術１・15件／年以上）と、ア（５つのうち４つ以上）またはイ（２つのうちいずれか、かつ、５つのうち２つ以上）のいずれかを満たすこととされています。

手術の件数が少なかろうが、がん患者が１人もいなかろうが、日本でトップの病棟として君臨できていた急性期病棟が、急にこのような厳しい基準を要求されたのです。もちろん加算ですから、従来どおり看護師の配置数だけクリアしていれば、急性期一般入院料１の点数をもらえることになります。

しかし、この加算を取っていることにより、ほかの病院と比べて優越的機能をもっているという評価を手にすることができ、高い収入が約束されます。しかし基準に書いてあるとおり、厳しい条件をいくつもクリアしなければなりません。例えば、「消化管内視鏡手術６００件／年以上」をクリアするとなれば、５９８件では認められないということになります。そうなると、基準を満たすことはできなくなり、それまでこの加算が取れていた病院は急に算定できなくなる、という厳しい条件なのです。

この加算は、条件をギリギリでクリアしているような病院では取得し続けることはできないということであり、これらの条件を楽々クリアする自信がある病院のみが加算申請ができると思っています。一度加算を取った病院が1つの条件をクリアできなかったために、この加算を返上したとなると、間違いなく地方紙の格好の餌食となり、「あの病院は基準をクリアできなかった病院だ」と喧伝されても文句は言えません。

したがって2022年度に加算が新設された際には、この加算を取れた病院が1つもなかった県がいくつかありました。このような難しい基準は、一般の国民の知るところではなく、国立、県立、市立、日赤、済生会など一般国民から見たら同じような病院に見えますが、加算を取得しているか否かによって確実に差がつきます。そのことが県の知識人に認識されるようになるのに時間はかかりません。そうなると、高度な技術を持って数多くの手術をしている病院に難しい症例は集まっていくこととなります。そして、この加算を取っていない病院は高度医療の件数が徐々に減少してしまうこととなります。このように、急性期病院は非常に激しい競争社会のなかにいるのです。

2024年度改定	
急性期充実体制加算1	急性期充実体制加算2
イ　7日以内の期間　440点 ロ　8日以上11日以内の期間　200点 ハ　12日以上14日以内の期間　120点	イ　7日以内の期間　360点 ロ　8日以上11日以内の期間　150点 ハ　12日以上14日以内の期間　90点
小児患者、妊産婦である患者及び精神疾患を有する患者の受入れに係る充実した体制を確保した保険医療機関に入院している患者については、小児・周産期・精神科充実体制加算として、次に掲げる点数を更に所定点数に加算する	
イ　急性期充実体制加算1の場合　90点	ロ　急性期充実体制加算2の場合　60点
手術等に係る実績について、（イ）及び、（ロ）から（ト）までのうち5つ以上を満たしていること	（チ）又は（リ）のいずれかを満たし、手術等に係る実績について、（イ）及び、（ロ）から（ト）までのうち2つ以上を満たしていること
〈手術等に係る実績の要件〉 （イ）全身麻酔による手術について、2,000 件／年以上（うち、緊急手術350 件／年以上） （ロ）悪性腫瘍手術について、400 件／年以上 （ハ）腹腔鏡下手術又は胸腔鏡下手術について、400 件／年以上 （ニ）心臓カテーテル法による手術について、200 件／年以上 （ホ）消化管内視鏡による手術について、600 件／年以上 （ヘ）化学療法の実施について、1,000 件／年以上 （ト）心臓胸部大血管の手術について、100 件／年以上 （チ）異常分娩の件数が50 件／年以上であること （リ）6歳未満の乳幼児の手術件数が40 件／年以上であること	
・日本医療機能評価機構等が行う医療機能評価を受けている病院又はこれに準ずる病院である ・総合入院体制加算の届出を行っていない	
・自院又は他院の精神科医が速やかに診療に対応できる体制を常時整備 ・精神疾患診療体制加算2の算定件数又は救急搬送患者の入院3日以内の入院精神療法若しくは精神疾患診断治療初回加算の算定件数が合計で年間20件以上	
・同一建物内に特別養護老人ホーム、介護老人保健施設、介護医療院又は介護療養型医療施設を設置していない ・特定の保険薬局との間で不動産取引等その他の特別な関係がない	

表7　急性期充実体制加算（主な要件抜粋）

<table>
<tr><th></th><th colspan="3">2022年度改定</th></tr>
<tr><td rowspan="2">算定点数</td><td colspan="3">1　7日以内の期間　460点
2　8日以上11日以内の期間　250点
3　12日以上14日以内の期間　180点</td></tr>
<tr><td colspan="3">精神疾患を有する患者の受入れに係る充実した体制を確保した保険医療機関に入院している患者については、精神科充実体制加算として、30点を更に所定点数に加算する。</td></tr>
<tr><td rowspan="3">手術等の実績</td><td colspan="3">・全身麻酔による手術2,000件 / 年以上（緊急手術350件 / 年以上）又は300床未満：6.5件 / 年 / 床以上（緊急手術1.15件 / 年以上）</td></tr>
<tr><td rowspan="2">いずれかを満たす</td><td>ア　右のうち、4つ以上満たす</td><td rowspan="2">◈悪性腫瘍手術400件 / 年以上又は300床未満：1.0件 / 年 / 床以上
◈腹腔鏡下又は胸腔鏡下手術400件 / 年以上又は300床未満：1.0件 / 年 / 床以上
◈心臓カテーテル法手術200件 / 年以上又は300床未満：0.6件 / 年 / 床以上
◈消化管内視鏡手術600件 / 年以上又は300床未満：1.5件 / 年 / 床以上
◈化学療法1,000件 / 年以上又は300床未満：3.0件 / 年 / 床以上（外来腫瘍化学療法診療料1の届出を行い、化学療法のレジメンの4割は外来で実施可能であること）</td></tr>
<tr><td>イ　以下のいずれか、かつ、右のうち、2つ以上を満たす
◈異常分娩50件 / 年以上又は300床未満：0.1件 / 年 / 床以上
◈6歳未満の手術40件 / 年以上又は300床未満：0.1件 / 年 / 床以上</td></tr>
<tr><td>入院料等</td><td colspan="3">・急性期一般入院料1を届け出ている（急性期一般入院料1は重症度、医療・看護必要度IIを用いて評価を行っている）
・敷地内禁煙に係る取組を行っている</td></tr>
<tr><td rowspan="2">24時間の救急医療提供</td><td rowspan="2">いずれかを満たす</td><td colspan="2">◈救命救急センター又は高度救命救急センター</td></tr>
<tr><td colspan="2">◈救急搬送件数2,000件 / 年以上又は300床未満：6.0件 / 年 / 床以上</td></tr>
<tr><td>高度急性期医療の提供</td><td colspan="3">・救命救急入院料、特定集中治療室管理料、ハイケアユニット入院医療管理料、脳卒中ケアユニット入院医療管理料、小児特定集中治療室管理料、新生児特定集中治療室管理料、総合周産期特定集中治療室管理料、新生児治療回復室入院医療管理料のいずれかを届け出ている</td></tr>
<tr><td>感染防止に係る取組</td><td colspan="3">・感染対策向上加算1を届け出ている</td></tr>
<tr><td>医療の提供に係る要件</td><td colspan="3">・画像診断及び検査、調剤を24時間実施できる体制を確保している
・精神科リエゾンチーム加算又は認知症ケア加算1若しくは2を届け出ている</td></tr>
<tr><td>院内心停止を減らす取組</td><td colspan="3">・院内迅速対応チームの設置、責任者の配置、対応方法のマニュアルの整備、多職種からなる委員会の開催等を行っている</td></tr>
<tr><td>早期に回復させる取組</td><td colspan="3">・一般病棟における平均在院日数が14日以内
・一般病棟の退棟患者（退院患者を含む）に占める、同一の保険医療機関の一般病棟以外の病棟に転棟したものの割合が、1割未満</td></tr>
<tr><td rowspan="2">外来機能分化に係る取組</td><td rowspan="2">いずれかを満たす</td><td colspan="2">◈病院の初診に係る選定療養の届出、実費の徴収を実施
◈紹介割合50%以上かつ逆紹介割合30‰以上</td></tr>
<tr><td colspan="2">◈紹介受診重点医療機関</td></tr>
<tr><td>医療従事者の負担軽減</td><td colspan="3">・処置の休日加算1、時間外加算1及び深夜加算1の施設基準の届出を行っていることが望ましい</td></tr>
<tr><td>充実した入退院支援</td><td colspan="3">・入退院支援加算1又は2の届出を行っている</td></tr>
<tr><td>回復期・慢性期を担う医療機関等との役割分担</td><td colspan="3">・療養病棟入院基本料又は地域包括ケア病棟入院料（入院医療管理料を含む）の届出を行っていない
・一般病棟の病床数の合計が、当該医療機関の許可病床数の総数から精神病棟入院基本料等を除いた病床数の9割以上</td></tr>
</table>

出典：厚生労働省　令和4年度診療報酬改定の概要（令和4年3月4日版）、令和6年度診療報酬改定の概要（医科全体版）（令和6年3月5日版）より作成

この加算を取っている病院は、経営的に非常に安定していると評価されています。ただ、とても高い医療レベルが求められるため、加算を取得するのは困難です。地方の県に加算を取得している病院が一つもないとなると、住民に差別されていると思われかねません。そこで、２０２４年度の改定で、少し基準を緩めた急性期充実体制加算２を新設しました。大きな病院で最新かつ高いレベルの医療を提供できることに、小児疾患や周産期患者の治療も具備すること、精神患者に対応するという条件が加えられています。

現在、急性期充実体制加算１の算定病院が１９９病院、加算２の算定病院が41病院あります。

総合入院体制加算の詳細基準

総合入院体制加算は、２０１０年にそれまでの「入院時医学管理加算」から名称と施設基準が見直され、より高度な医療を提供する総合病院を評価するために改定された経緯があり、２０２２年度改定でも、その算定定義が見直されました。そして、この総合入院体制加算１を取得していた病院が、大挙して急性期充実体制加算の取得に切り替えました。この動きから、急性期充実体制加算を取得したほうがより急性期、より高度、より最新の技術をもつ病院である、栄誉も収入も確実に得られると考える方向へとシフトしたものとみられます。

一般に総合入院体制加算を取得している病院は官公立が多く、そのような病院は県内トップの病院であるという評価を好きなだけ享受していました。それがより高い評価が得られる加算が新しくできたとなると、加算申請に努力するのは当然です。総合

表8　総合入院体制加算（主な要件抜粋）2024改定

（1日につき/14日以内）	総合入院体制加算 1 260点	総合入院体制加算 2 200点	総合入院体制加算 3 120点
共通の施設基準	・一般病棟入院基本料を算定する病棟を有する医療機関である。 ・内科、精神科、小児科、外科、整形外科、脳神経外科及び産科又は産婦人科を標榜（※）しそれらに係る入院医療を提供している。（※地域医療構想調整会議で合意を得た場合に限り、小児科、産科又は産婦人科の標榜及び当該診療科に係る入院医療の提供を行っていなくても良い。） ・外来を縮小する体制を有すること。（右記） ・次のいずれにも該当する。 ア　療養病棟入院基本料又は地域包括ケア病棟入院料の届出を行っていない。 イ　同一建物内に特別養護老人ホーム、介護老人保健施設、介護医療院又は介護療養型医療施設を設置していない。 ・病院の医療従事者の負担の軽減及び処遇の改善に資する体制を整備していること。 ア　次のいずれにも該当すること。 ・初診に係る選定療養の届出をしており、実費を徴収している ・診療情報提供料Ⅰの注8の加算を算定する退院患者数、転帰が治癒であり通院の必要のない患者数及び初回外来時に次回以降の通院の必要がないと判断された患者数が、直近1か月間の総退院患者数のうち、4割以上である。 イ　紹介受診重点医療機関である。		
全身麻酔による手術件数	年2,000件以上	年1,200件以上	年800件以上
実績要件	ア　人工心肺を用いた手術及び人工心肺を使用しない冠動脈、大動脈バイパス移植術：40件／年以上　イ　悪性腫瘍手術：400件／年以上　ウ　腹腔鏡下手術：100件／年以上　エ　放射線治療（体外照射法）：4,000件／年以上　オ　化学療法：1,000件／年以上　カ　分娩件数：100件／年以上		
	上記の全てを満たす	上記のうち少なくとも4つ以上を満たす	上記のうち少なくとも2つ以上を満たす
救急自動車等による搬送件数	—	年間2,000件以上	—
精神科要件	（共通要件）精神科につき24時間対応できる体制があること		
	精神患者の入院受入体制がある	以下のいずれも満たす イ　精神科リエゾンチーム加算又は認知症ケア加算1の届出 ロ　精神疾患診療体制加算2又は救急搬送患者の入院3日以内の入院精神療法若しくは救命救急入院料の注2の加算の算定件数が年間20件以上	以下のいずれかを満たす イ　精神科リエゾンチーム加算又は認知症ケア加算1の届出 ロ　精神疾患診療体制加算2又は救急搬送患者の入院3日以内の入院精神療法若しくは救命救急入院料の注2の加算の算定件数が年間20件以上
日本医療機能評価機構等が行う医療機能評価	○	○	—
救急医療体制	救命救急センター又は高度救命救急センターの設置	2次救急医療機関又は救命救急センター等の設置	2次救急医療機関又は救命救急センター等の設置
一般病棟用重症度、医療・看護必要度の該当患者割合（A2点以上又はC1点以上）	Ⅰ　33％以上 Ⅱ　32％以上	Ⅰ　31％以上 Ⅱ　30％以上	Ⅰ　28％以上 Ⅱ　27％以上
特定の保険薬局との関係	特定の保険薬局との間で不動産取引等その他の特別な関係がないこと。ただし、令和6年3月31日以前から、特定の保険薬局と不動産賃貸借取引関係にある場合は、当該特別の関係がないものとみなすこと。		

出典：厚生労働省　令和4年度診療報酬改定の概要（令和4年3月4日版）令和6年度診療報酬改定の概要（医科全体版）（令和6年3月5日版）より作成

病院とは、内科や外科は当然として、精神科や産婦人科などの診療科を有し、「どのような科目の患者が来ても任せておけ！」というような病院です。

総合入院体制加算3の基準はかなり緩和されており、各県の地方における総合的病院も算定しやすい条件になっています。また、治療可能な技術と実績数もかなり緩やかに設定されています。各県の地方にある総合的病院は、住民の信頼を勝ち得ています。そのような病院は、県庁所在地にある総合入院体制加算1を取得している病院と連携を強くして、症例を融通し合いながら評価を高めています。

重症度、医療・看護必要度とは

重症度、医療・看護必要度は、２００２年度の診療報酬改定において、日本で初めてＩＣＵに導入されました。

かつて日本の病院では、医師が必要だと判断したら入院が可能でしたし、入院期間を長くしたり短くしたりするのも医師の判断で自由に行われていました。１９８４年に地域医療計画ができる前までは、医師の判断で自由に病院を開設でき、病床の数も特に規定はありませんでした。

あまりに病床が増えたため、地域ごとに必要病床数を定めました。それからは、特に人口の増加が著しい地域のみ病床増加の許可を出す場合がありますが、全般的に徐々に人口が減っていくにつれて、地方では病床の増加はほとんど行われていません。

入院患者の治療などについては、医師に任されていました。

しかし、この本でも何度も述べているように、残念ながら行儀の悪い病院もいくつか存在していました。例えば、ベッドが空いてきたら、入院するほどでなくとも入院させたり、かなり病状が回復しているにもかかわらず入院期間を延ばしたりするなど、病院に利益を供するようなことを行う病院があったのです。このような行儀の悪い病院が多くなってきたために、医師の判断をまともに信用できなくなった厚労省は、社会的入院の抑制を考える必要があったことから、本当に入院が必要な人の基準を明確にする方向へと舵を切りました。

そこで、患者の状態が重症かどうか、医療的にみて入院が必要かどうか、看護の面での入院の必要度合いなどを判定する、重症度、医療・看護必要度が導入されることになりました。最初はＩＣＵの重症病棟に限って導入されました。その後、２００６年に、当時画期的な改正が行われたのです。私たちは当時の厚労省の医療課長の名を取って、麦谷改定と呼んでいます。この改定は、急性期病棟として看護配置の多い７対１病棟を作ったり、リハビリテーションを疾患別に行ったり、慢性期医療に医療区分を導入したりするなど大改定でした。看護師の多い7対１一般病棟を作ったものの、医師の思うとおりにどのような患者も急性期病棟に入院させるわけにはいかないということで、それまでＩＣＵのみ導入していた重症度、医療・看護必要度を、２００８年に7対１一般病棟に導入したのです。

当初は10％重症患者がいればいいという程度の緩い基準でしたが、その後、徐々に割合を上げ、多くの病棟で施設基準の要件として採用するようになりました。重症度、医療・看護必要度の項目に該当する重症患者を30％程度入院させることになりました。

当然、重症患者の割合は病棟によって緩和していますが、ほとんどすべての病棟で好き勝手にどんな患者でも入院させるということはできなくなり、社会的入院抑制の重要な因子となっています。

そして今年２０２４年は、この重症度、医療・看護必要度が、大きなポイントとなる改定となりました。重症度、医療・看護必要度は84、85ページの表9に示すように、A項目、B項目、C項目に分かれます。A項目が主体となっており、急性期一般入院料1の病棟がいちばん厳しく、急性期一般入院料2〜5まで割合を下げ、急性期病棟としての急性期度・重症度の基準に厳しい傾斜を付けました。B項目は病状というより、要介護度の条件です。C項目は手術などの医学的状況です。

今回の改定以前は、A項目とB項目の組み合わせによって基準を決めていましたが、B項目は医療の必要度とは少し違うのではないか、という考えのもと、7対1の急性期一般入院料1のみ、B項目は外されることとなりました。急性期一般入院料2以下の病棟では、B項目も継続して用いられています。B項目は今回新設された地域包括医療病棟の基準としても用いられており、それまでの地域包括ケア病棟よりも少し基準を高めています。

表9のA項目に示された医療処置をしているか否かによって点数が定められています。重症度、医療・看護必要度のA項目の点数の総和が2〜3点の場合、重症度の高い患者を多く入院させないと、看護師7対1配置の急性期一般入院料1を算定できないように厳格化されました。

手術項目のC項目は、当然重症度として評価されています。詳細は割愛しますが、急性期病棟での治療が必要な重症の患者をきちんと入院させて、しかも短期間で治療

B項目

B	患者の状態等	患者の状態				介助の実施		
		0点	1点	2点		0	1	
8	寝返り	できる	何かにつかまればできる	できない		—	—	
9	移乗	自立	一部介助	全介助		実施なし	実施あり	
10	口腔清潔	自立	要介助	—		実施なし	実施あり	
11	食事摂取	自立	一部介助	全介助	×	実施なし	実施あり	=点
12	衣服の着脱	自立	一部介助	全介助		実施なし	実施あり	
13	診療・療養上の指示が通じる	はい	いいえ	—		—	—	
14	危険行動	ない	—	ある		—	—	

C項目

C	手術等の医学的状況	0点	1点
15	開頭手術（11日間）	なし	あり
16	開胸手術（9日間）	なし	あり
17	開腹手術（6日間）	なし	あり
18	骨の手術（10日間）	なし	あり
19	胸腔鏡・腹腔鏡手術（4日間）	なし	あり
20	全身麻酔・脊椎麻酔の手術（5日間）	なし	あり
21	救命等に係る内科的治療（4日間） ① 経皮的血管内治療 ② 経皮的心筋焼灼術等の治療 ③ 侵襲的な消化器治療	なし	あり
22	別に定める検査（2日間）（例：経皮的針生検法）	なし	あり
23	別に定める手術（5日間）（例：眼窩内異物除去術）	なし	あり

表9　重症度、医療・看護必要度の検査項目
A項目

A	モニタリング及び処置等	0点	1点	2点	3点
1	創傷処置（褥瘡の処置を除く）（※1）	なし	あり	—	—
2	呼吸ケア（喀痰吸引のみの場合を除く）（※1）	なし	あり	—	—
3	注射薬剤3種類以上の管理（最大7日間）	なし	あり	—	—
4	シリンジポンプの管理	なし	あり	—	—
5	輸血や血液製剤の管理	なし	—	あり	—
6	専門的な治療・処置（※2）				
	① 抗悪性腫瘍剤の使用（注射剤のみ）				あり
	② 抗悪性腫瘍剤の内服の管理			あり	
	③ 麻薬の使用（注射剤のみ）				あり
	④ 麻薬の内服、貼付、坐薬の管理			あり	
	⑤ 放射線治療			あり	
	⑥ 免疫抑制剤の管理（注射剤のみ）	—	—	あり	
	⑦ 昇圧剤の使用（注射剤のみ）				あり
	⑧ 抗不整脈剤の使用（注射剤のみ）				あり
	⑨ 抗血栓塞栓薬の持続点滴の使用				あり
	⑩ ドレナージの管理			あり	
	⑪ 無菌治療室での治療				あり
7	Ⅰ：救急搬送後の入院（2日間） Ⅱ：緊急に入院を必要とする状態（2日間）	なし	—	あり	—

（※1）A項目のうち「創傷処置（褥瘡の処置を除く）」及び「呼吸ケア（喀痰吸引のみの場合を除く）」については、必要度Ⅰの場合も、一般病棟用の重症度、医療・看護必要度A・C項目に係るレセプト電算処理システム用コード一覧に掲げる診療行為を実施したときに限り、評価の対象となる。

（※2）A項目のうち「専門的な治療・処置」については、①抗悪性腫瘍剤の使用（注射剤のみ）、③麻薬の使用（注射剤のみ）、⑦昇圧剤の使用（注射剤のみ）、⑧抗不整脈剤の使用（注射剤のみ）、⑨抗血栓塞栓薬の持続点滴の使用又は⑪無菌治療室での治療のいずれか1つ以上該当した場合は3点、その他の項目のみに該当した場合は2点とする。

【該当患者の基準】

急性期1、 7対1入院基本料 （特定、専門）※1	**割合①** 以下のいずれか ・A得点が3点以上 ・C得点が1点以上 **割合②** 以下のいずれか ・A得点が2点以上 ・C得点が1点以上	割合①、割合②いずれの基準もクリアしなければならない。
急性期2〜5等※2 地域包括医療病棟※3	以下のいずれか ・A得点が2点以上かつ B得点が3点以上 ・A得点が3点以上 ・C得点が1点以上	
総合入院体制加算	以下のいずれか ・A得点が2点以上 ・C得点が1点以上	
地域包括ケア病棟等	以下のいずれか ・A得点が1点以上 ・C得点が1点以上	

※1：B項目については、基準からは除外するが、当該評価票を用いて評価を行っていること
※2：7対1入院基本料（結核）、看護必要度加算、急性期看護補助体制加算、看護職員夜間配置加算、看護補助加算も同様
※3：地域包括医療病棟は、さらに「入棟初日にB3点以上」50％以上の要件あり

表10　重症度、医療・看護必要度の施設基準
病棟ごとの重症度の割合

改定後			
	必要度Ⅰ	必要度Ⅱ	
急性期一般入院料1	割合①：21% 割合②：28%	割合①：20% 割合②：27%	
急性期一般入院料2	22%	21%	
急性期一般入院料3	19%	18%	
急性期一般入院料4	16%	15%	
急性期一般入院料5	12%	11%	
7対1入院基本料（特定）	—	割合①：20% 割合②：27%	
7対1入院基本料（結核）	8%	7%	
7対1入院基本料（専門）	割合①：21% 割合②：28%	割合①：20% 割合②：27%	
看護必要度加算1（特定、専門）	18%	17%	
看護必要度加算2（特定、専門）	16%	15%	
看護必要度加算3（特定、専門）	13%	12%	
総合入院体制加算1	33%	32%	
総合入院体制加算2	31%	30%	
総合入院体制加算3	28%	27%	
急性期看護補助体制加算 看護職員夜間配置加算	6%	5%	
看護補助加算1	4%	3%	
地域包括ケア病棟入院料 特定一般病棟入院料の注7	10%	8%	
地域包括医療病棟	16%	15%	50%※3

して改善させるようにという厚労省の強い意思が感じられます。病棟ごとの重症患者の割合については、表10で示されるように、それなりに差がつけられています。

今後、この制度はいろいろ変化しながらも、医療の必要性をより厳しく管理するバロメーターとして、重要視されることとなるでしょう。

なお、重症度、医療・看護必要度は主に急性期病棟に用いられてきましたが、あらゆる病院病床についても、医師の好き勝手な基準を許容しないという方向にいくことになると思われます。

地域包括ケア病棟とは

現在、日本は高齢化の進展により高齢患者が増加しています。人は高齢になるにつれ回復のスピードも遅延していきます。

そのため急性期病院での入院期間が延長する傾向が明らかになっていたこともありますが、２０１４年に当時の厚労省の担当者である宇都宮課長が、急性期治療の後半の部分を思い切って切り取って、一つひとつの医療技術の診療報酬を総和して入院報酬を定めていた状況から、高い診療費の患者も、病態が落ち着いて診療報酬が下がってきた患者も、すべての治療を包括して診療報酬とする病棟を作ったのです。入院期間は最大60日間とし、急性期治療の後半から自宅に帰るまでの間、リハビリテーションも包括し、主に高齢患者を主体として時代に合った病床機能を創設してくれたのです。

そして10年経ちました。まさに地域包括ケア病棟は高齢患者専用の病棟として、高齢患者の割合が90％近くあり、慢性期病床よりもむしろ多いという理想的な運営がなされてきたのです。

現在、地域包括ケア病棟は約10万床あり、新設後5年以降は、あまり増減がありませんでした。

しかし、急性期病床の効率化や整理を目的として2024年に地域医療構想の将来図で示されたさらなる急性期病床の削減のため、主に高齢者の内科的急変患者を含む治療、また、急速に増加する高齢救急患者に対応するため、急性期と呼ばれる病床から地域包括という機能分化された病床へとシフトすることになりました。

そこで、高齢者に救急医療ではなくリハビリテーションを供する地域包括医療病棟を2024年6月に新設しました。この病棟で施行したリハビリテーションは出来高払いとすると決めました。

厚労省は地域包括ケア病棟を新設してから10年間様子を見てきました。望ましい成果をある程度得ていたので、急速に増えてくる高齢救急患者を地域包括ケア病棟で受け入れ、名実ともに高齢者専用病棟とするように考えて、中央社会保険医療協議会という診療報酬について審議する機関に提案しました。

しかし、看護師が少しでも多い病棟でないと救急患者に十分対応できないのではないか、という実態と乖離した意見が出ました。この意見は、高齢者のための病棟においては看護師ではなく、介護職員がいかに数多く配置されているかが重要だという認識がない委員たちから出たのではないかと思います。

厚労省はこれを幸いとし、急性期病床の即時的改革を進めたのだと考えます。

地域包括ケア病棟ではリハビリテーションは医療技術の範囲なので入院料に包括されています。しかし行儀の悪い病院がリハビリテーションをしてもしなくても同じ収入なのだからといって、リハビリテーションを施行してくれなければ、患者の改善に支障が出る可能性があります。それを避けるために、1日40分は最低でも実施しなければなりませんよ、という基準を設けました。

しかし案の定、包括点数制度に慣れておらず、リハビリテーションをしてもしなくても点数は変わらないという発想からか、リハビリテーションは必須の治療である高齢入院患者に対して、リハビリテーションを一切していなかった病院が2018年度の調査では3分の1ありました。すなわち、最低40分間はリハビリテーションをしなさいよという制度なのに、それを守らず3分の1の病院が、全くリハビリテーションをしていなかったことが、厚労省の調査で判明しました。なんとも恐ろしい実態が明らかになりました。その後2022年度の調査では10％まで減りましたが。

それから10年、今年度緊急に新設した地域包括医療病棟では、リハビリテーションは行った分だけ請求してもよい、という甘い制度になりました。できるだけ早く十分なリハビリテーションをしてもらったほうが、回復期リハビリテーション病棟へ移る患者が少なくなるから、出来高払いでもいいか、という発想から生まれたのかもしれません。いまだに地域包括ケア病棟のほとんどは、2単位ギリギリのリハビリテーションを要求された最低の基準だと勘違いしています。

一方で、5単位近くのリハビリテーションを包括の中で行っている病院や、元の生活に戻れるようにPOC（Point Of Care）リハビリテーションを生活リハビリテーションとして、時間も職種も関係なく行っている病院もあります。このような病院でリハビリテーションを受けている高齢患者の改善度は明らかに高いようです。

地域包括ケア病棟は、いわば今日の医療改革の端緒となった病棟といえると思います。これに続いてできた地域包括医療病棟にも、地域包括ケア病棟の概念を包含することにしたのです。

回復期リハビリテーション病棟はどうなる

２００６年の麦谷改定以来、わが世の春であった回復期リハビリテーション病棟に対して、２０２４年度の改定は鉄槌が下ったといえるものでした。２００６年に導入された疾患別リハビリテーションという制度は、療法士１人が患者１人に20分間、個別にリハビリテーションを行った場合にだけ収入が得られるというもので、脳血管障害や運動器疾患、呼吸器疾患、心臓疾患、廃用症候群など、疾患別に収入が決められました。

同じ20分間で、同じ条件でリハビリテーションを行っているのに、患者の疾患名で差をつけたということに当時疑問の声が出ましたが実行されました。心疾患や呼吸器疾患など、生命に直結するような疾患のリハビリテーションのほうが、脳血管障害よりかなり安い金額となり現在に至っています。心疾患や呼吸器疾患のリハビリは、病態がリハビリテーションに耐えられるかどうか事前に管理しながら注意深く行わなければならないという厳しい条件があります。それにもかかわらず、どうして脳血管障害がいちばん高いのか、脳神経系を専門とするリハビリテーションの優遇ではないか、というやっかみもあって、その適正さに対する疑問は現在も継続しています。

脳血管障害の重症者は死亡する場合もあり、決して軽い病状の人ばかりではありません。とはいえ、回復期リハビリテーション病棟に入院する頃には、脳血管疾患発作から1カ月以上も経過している場合が多いので、どちらかというと、リハビリを行ううえでのリスクは少ないのです。

このように開始された段階からいろいろな論争が続いているリハビリテーション制度ですが、とにかく収益性はほかの病棟に比べて非常によいと医療界からは歓迎され、病院の全床をリハビリテーション病棟にした、いわゆるリハビリテーション専門病院が林立しています。

それが今回の改定でいきなり、体制強化加算の1日2000円が廃止となりました。体制強化加算は2014年に設けられ、回復期リハビリテーション病棟にリハビリに精通した医師を1人配置し、患者のリハビリの状況の評価をするものです。それが、現実には病棟専門医がいようがいまいが、リハビリの成果にほとんど影響がなかったという調査結果に基づいて廃止となりました。

医師の代わりに、社会福祉士を1人常勤で雇用することとして、患者1人につき1日1000円の評価を付けました。病棟としては体制強化加算と差し引きで、1日1人1000円の収入減となりました。1000円×30日で3万円、50人の病棟であれば、50人×3万円＝150万円、12カ月で1800万円の減収となります。患者が100人であれば3600万円の減収となります。病棟が多ければ多いほど減益幅は大きくなりますし、運動疾患のリハビリテーションが1日9単位から6単位までと制限されたことも重なって、今回の改定では回復期リハビリテーション病棟の被害がいちばん大きくなっています。

リハビリテーションに携わる資格職として、PT（理学療法士）、OT（作業療法士）、ST（言語聴覚士）の3職種が国家資格として認定されており、それぞれ専門の領域のリハビリテーションを担当しています。現実には1人の療法士が1日に実際行い得るリハビリの単位数（20分間のリハビリ提供を1単位とする）は、18単位程度と思われます。実質的な加療時間は6時間ということになります。この中に患者への移動時間や食事時間、記録時間なども入れると、効率的にみて最大の加療時間と思われます。

厚労省としてはいちばん採算性の良い病棟にも効率性を求めるという大義名分のもと、実質的減収を要請したことになります。

回復期リハビリテーション病棟にも行儀の悪い病院や、療法士がいます。法的に定められているのは、療法士1人に患者1人の1対1で20分間リハビリテーションを行うということが決まっているだけで、どのようなリハビリテーションをどの程度行うかについては、現場に任されています。

普通リハビリテーションを行う場合は、患者に対してアプローチやリハビリテーションが可能かどうか、患者の状態を観察する時間も必要ですし、今日はどのようなリハビリテーションを施行するか患者の状態を見て判断する必要もあります。また、病状によっては変更を余儀なくされることもあります。

そして、一人の患者にリハビリテーションを提供したあと、次の患者に移るまでの時間をできる限り短くしたり、1日1人9単位（3時間）までとされているリハビリテーション提供時間を効率化できるよう、2回に分けて1時間半ずつ行ったりしています。

一方で、患者によっては長時間のリハビリテーションに耐えられなかったり、激しいリハビリテーションを提供できなかったりすることを考慮して、訓練室に患者を並べて寝かせてマッサージを主体としたリハビリテーションを行うなどの適正とはいえないリハビリテーションを多用しているような病院もあります。

患者によっては患者自身を大きく動かす歩行訓練や座位や立位、筋力トレーニングなど、リスクを伴うリハビリテーションはやらないようにして、安全かつ患者に喜ばれるようなリハビリテーションを行う病院が多かったため、厚労省も2016年にFIM利得の算定を条件としました。

なんのためにリハビリをするかというと、機能の向上のためにするのですから、どの程度機能が向上したかを示す必要があります。また、療法士は自分がリハビリテーションを行った患者がどのくらい改善したかなと気になるのが当たり前です。良くなろうが良くならなかろうが、気持ちの良いマッサージをすることによってリハビリテーションを継続したとすることは不適切な方法だと厚労省が判断をして、FIM利得という制度を導入したのです。

FIMも回復期リハビリテーション病棟において行儀の悪い病院は困るな、ということで厚労省が導入した制度です。驚くことに、この制度が発足した年から入院したときのFIMの点数を毎年下げてくるという結果が発表されました。要するに、入院したときと比べて退院したときの状態はどのくらい良くなったかを評価するものですから、入院したときの点数を下げることによって、入院によるリハビリの成果を大きく見せようとしたのです。この療法士の態度に厚労省は失望したはずです。これからは、短い入院期間でどれだけリハビリテーションの効果があったかを示す実績指数が重要視されます。

厚労省は病院のさまざまな対応に対して全面的に信頼しているわけではないことが、年々の改良状況を見ると分かります。

今後急性期の段階から集中的にリハビリテーションを行う病院が多くなれば、回復期リハビリテーション病棟の入院患者が減少することも考えられ、リハビリテーション専門病院は、地域の中で多様な病棟を有する地域病院であると地域住民に認識してもらえるように変化していく必要があると考えます。

慢性期医療はどうなる

日本の病院の医療機能は、急性期と回復期と慢性期に大別されており、急性期は高度急性期と普通の急性期に分かれています。そこが今回の改定ではっきりしたため、高度急性期が急性期医療を担当することになり、それ以外の急性期とされる病棟は地域包括ケア病棟と地域包括医療病棟に分けられていきますが、当分の間は普通の地域急性期的病床がかなり残ると考えられます。できれば、急性期後の病棟を地域包括という概念のもと、統一していきたいのだと思います。

回復期については、現在、回復期リハビリテーション病棟が約10万床ありますが、やがてこの部分は縮小され、地域包括に包含されると思われます。

残るは慢性期です。病気が急速に治って、みんなが元気になって入院する前の元の生活に戻れたらめでたしめでたしですが、そうなるとは限りません。患者の大半は高齢者ですので、治療が遷延し、後遺症を抱えた患者や全身の臓器の機能低下、生理機能の低下に伴う複合的な病態は、引き続き慢性期病床で治療せざるを得ません。後遺症があってもそれほど重症でなければ介護保険施設に紹介され、そこで介護保険サービスを受けることとなります。しかし介護保険サービスでは改善が難しく、病院の中で治療継続しなければならない病態の場合、慢性期病棟で治療を継続することとなります。

もともと慢性期病棟は、高齢者主体の病棟として療養病床と呼ばれ、地域のニーズにより介護保険が始まる前から存在していました。いわゆる老人病院という呼び方をされ、主に高齢の寝たきり患者を収容して、最期まで面倒を見るような機能の病院でした。昨今はだいぶ改善されてきましたが、いまだに寝たきり患者収容所的病院の機能のまま、多くの病院が慢性期医療を適切に行う病棟の体裁を取れずにいます。現在、慢性期医療は、残念ながら病状が改善しないまま入院期間が過ぎてしまった患者や、病状悪化に伴い炎症や各種臓器不全などを来した重い後遺症がある患者を治療して改善させてくれる慢性期重症治療病棟としての役割を期待されています。

入院患者は医療区分によって重度の医療区分3と医療区分2に分けられます。医療区分3・2の患者が90％以上入院し、5割以上の患者を地域に戻している病院も多く認められ、そのような病院は地域医療構想の中では慢性期医療という区分を任されて期待されています。病院によっては、いまだに昔の寝たきり患者収容所的病院もありますが、一部にいわれるような看取り病棟ではなく、積極的に治療して改善するという役割を期待されているのです。

また、残念ながら治療の甲斐なく死亡する人や、神経難病の末期、がんのターミナルの患者も担当しており、実質的な看取りをしている場合もありますが、厚労省は積極的治療をして重症患者を地域に帰す努力をしている病棟を慢性期病棟として認めています。現在は入院期間に期限がありませんから、1年以上入院している場合もあります。

しかし逆にいうと重度の患者や後遺症のある患者が老化して虚弱化していく過程においても、治療の努力により1年以上生存できていると評価することもできます。慢性期病棟は、急性期病院で虚弱化して要介護化し、体力や免疫力がなくなった患者を最終的に診療しています。病院によっては「なにくそ、患者は急性期病院によって残念ながらこのような状態になってしまったが、絶対に助けるぞ」という気持ちをもつ、意地の塊のような医師もいます。

慢性期病院には、急性期病院により栄養が不足し、水分も不足しているのにもかかわらず、改善されないままの患者が送り込まれることがあります。それを犯人に対して怨嗟することもなく、不足した水分や栄養を投与し、根気良く、もてる技術を費やし、ひたすら患者の生存回復に集中しているのです。生存しても余生は1年あるか2年あるか分かりませんが、患者にとっては貴重な期間です。厳しい状態の患者を回復させる慢性期病棟の医師には、急性期の専門最新治療を担う医師に劣らない医療技術が必要なのです。

精神病床をどうする

日本には、精神病院が多くあり、入院している患者は約29万人います。世界に目を向けてみると、精神病院は非常に少なく、精神病院が全くない国もあります。精神状態が安定せず、妄想やノイローゼになる患者はある一定の割合で存在していますので、決してほかの国が少なくて日本人に多いわけではないと思います。

精神症状を呈する患者が、自らの意思で精神病院に入院することは少ないかもしれません。地域の中でトラブルを起こした場合、同居する家族から依頼を受けた精神病院が保護したり、治療したりしていると思います。

精神病院の入院費用は安く抑えられている場合が多く、経営は非常に厳しい状況です。そのため、古い病院でもなかなか新築できていません。公立病院といえども、昨今の建築費の高騰により、いくら古くても建て替えができないのです。とはいえ、それほど数は多くなくとも、なくてはならないものであることは間違いありません。

実社会に戻るために努力している患者や主治医の立場を考えると、厳しい入院環境の改善はなんとかしなければならない問題です。

精神病院における急性期病棟は、発作的な症状が急に現れる、他人に迷惑をかける、自殺企図がある、いわゆるノイローゼで身体疾患を合併する、緊急入院が必要であるといった患者のための病棟です。投薬などで落ち着く患者が多いのですが、症状の一つとして暴力をふるうような場合もあり、その場合には拘束されて入院期間が長期にわたることもあります。やむを得ない場合の拘束や抑制は認められています。

しかし一部の病院では拘束が長期にわたり行われ、問題視されています。

実は私は内科医で、糖尿病やリハビリを担当しています。精神医療については門外漢でよく分かりませんが、2009年に都会の精神病院の経営を頼まれ、引き継いだことがあります。そのお話の過程で病院を見学したことがあります。行ってみると汚い古い病院で、なんと畳の部屋があり、10人部屋ということが分かりました。あまりにひどい居住空間で、人間が暮らしていけるような環境ではなかったので、素人ながら驚愕しました。

そこで依頼を引き受けて、理事長になって精神病院を経営することになりました。病床数は400床近くありました。引き受けたからにはなんとかして古い病院から新しい病院にしなければと思い、病床数をおよそ半分に減少させて、既存敷地の空き地の範囲内で新病院を建築する計画を立てました。

しかしその計画の実行は困難を極め、周囲からは新築しても到底運営できないだろうと言われました。そのような予測を払拭すべく計画に計画を重ね、2024年7月1日、建築開始から3年以上経ってようやく新病院が完成しました。

閉鎖病棟と呼ばれる病棟も造りましたが開放的な雰囲気で、病室に入る患者数は多くて4人とし、個室と変わらない生活が送れるような設計としました。廊下も広く、レクリエーションやリハビリテーションを行うスペースも広く取り、屋上庭園も造りました。基本的に拘束は禁止というポリシーのもと、苦労して竣工しました。

認知症病棟においては、認知症患者を拘束するのが当たり前という職員の意識の改革から始めなければなりませんでした。

まずは拘束しなくてもよい環境を整えることにしました。ベッドからの転落を防ぐために、ベッドの高さを極端に低くしたり、ベッドの近くにポータブルトイレを置いたり、手すりをつけたりしました。

このような工夫により、拘束や抑制が回避できたことが大きな喜びです。精神的重症患者もゆったりと新しい病棟で療養することにより、精神的にかなり安定した状態となり、異常行動は極端に少なくなりました。

十分な知識がないままにやむなく始めた精神科病院経営ですが、赤字覚悟で経営を支えていこうという気持ちは、後継者の息子が代表として引き継いでくれています。精神病院改革がうまくいって精神病患者が減少していけば喜びです。精神科の専門の先生方には、まだまだ教えていただかなければならないことが多くありますので勉強したいと思います。

私は、精神を病んでいる人たちができるだけ一般社会のなかで周囲の人たちとともに普通の暮らしができる環境にしていきたいと思います。一度病状が悪化し入院した患者が、閉鎖病棟で何十年も過ごしているという症例があると聞いたことがあります。

それは懲役刑に服している受刑者と同等の状況と言わざるを得ません。なんとか日常生活に戻れるように、先生方には治療を頑張っていただきたいと思います。日本での精神科病院改革の端緒となれば幸いです。

日本の病床分類の予想

日本の病床は、精神科の病床を別とすると約120万床あります。現在、120万床のうち約70万床が急性期病床です。基本的に厚労省は急性期病棟の約70万床を40万床くらいまでに減らしたいと考えています。急性期充実体制加算を算定している病院と総合入院体制加算を算定している病院、そして大学病院で30万床、残り10万床は地方の地域急性期的病床です。

ほかの病床については、10万床は地域包括医療病棟、15万床は地域包括ケア病棟、5万床は回復期リハビリテーション病棟、25万床は慢性期病床、これで合計95万床です。うまくいけば病院病床は95万床、精神科病床は20万床程度にしたいと考えていると思われます。

今年新設された地域包括医療病棟の基準はレベルが高いので、地方の地域急性期的病床は地域包括医療病棟の範疇に入れない病床になると考えます。現在の地域一般病床に該当するような病床も残しておかなければなりません。このように病棟病床は収《しゅう》斂《れん》が進み、2040年は精神科病床を別として、100万床を割ると見込まれます。

小規模な病院は要らない

病院病床を削減するということは、大きな出血を伴うはずです。しかし、厚労省は明らかに小規模な病院や介護施設を排除する姿勢を示しています。倒産する訪問介護事業者が増加したと新聞で報じられましたが、そのような弱小事業体を淘汰することは許容範囲に入っています。病院でも50床以下のものは厚労省の将来地図に入れられていません。このような臆面もない姿勢は、多少の犠牲はやむなしという意思の表れです。病院の存在意義は、患者の治療・回復です。そのために必要な条件を満たした病院が求められているのであり、それ以外の病院が存在する必要性は自ずとなくなるのです。

しかし、地方の県庁所在地でない自治体では、それほど大きな病院は現在でもほとんどありません。その地域の人口を考えると規模の大きい病院を維持するほどの人口はありませんし、これからますます人口が減ります。高度な医療が必要な患者は高度急性期病院に集中的に集められ、地方の病院には重症度、医療・看護必要度の評価が低い患者ばかりが入院することとなります。

厚労省としては、最新の医療が必要な患者は県庁所在地にある高度急性期病院である急性期充実体制加算や総合入院体制加算を取得している病院に県下すべてから集めることとし、急性期短期入院後、下り搬送として地域の中小病院に送ることを想定しています。このような病院間での連携を確実なものにするのに、地域の病院がそれほど大きい必要はないと考えます。

都市部の小さな病院には病床が古い基準の4・3㎡の6人部屋で、廊下幅が1・2mというような劣悪な環境の旧態依然たる病院がまだ残っています。厚労省は明らかに、そういう病院を整理するとともに非効率な病床数の少ない病院は合併させて効率化していこうとしています。都市部と地方では、異なった対応をせざるを得ないと考えているようです。

在宅療養支援診療所、在宅療養支援病院はすでに地方の住民のための医療機関として整備されていますが、屋上屋を架すかのように「かかりつけ医」を本格的に確固たる制度にしようとしています。しかし、24時間365日、地域の住民がなんらかの病変を来したときに一人医師のクリニックで対応できるはずもなく、無理に対応させるとすると地域の無床クリニックの医師は過労死してしまいかねません。

かかりつけ医制度を実現させるには、中小病院がかかりつけ病院として地域に密着して住民の健康状態を把握し、変化があったときには地域の基幹病院と連携を取り、高度医療への紹介を行うことが求められます。このように、かかりつけ医制度のもとで中小病院の存在感が増すことにより、非効率だからといってやみくもに小さな病院を整理するわけにはいかなくなります。地方を切り離すこともできなくなります。これは難しい問題として今後も残り続けると思います。

「公的公立病院」も例外ではない

公的公立病院は、膨大な赤字を出していても公的という錦の御旗で守られてきました。しかし、地方や過疎地では人口の減少により、存続が難しくなるのは避けられないでしょう。地域にとって必要な病院とは、地域住民に信頼されて、選択される病院です。残念ながら公的病院といえども選択されない病院は継続させないという確固たる方針が示されたといえます。

都会に住んでいれば医療や介護サービスの選択肢は十分にありますが、地方では選択できずに不便を強いられます。つまり、国の政策により不平等を押し付けられていることとなり、適切な状況とはいえないのです。増え続ける赤字に対し公の経費を補填して存続させることが、住民の益につながるとは限りません。年間10億円以上の補填がなくなれば、小さな市町村では住民に対して必要かつ十分なサービスが提供できると考えます。

国の方針がすでに明らかになっている以上、病院数の減少と病床数の減少は免れず、公立病院も例外ではありません。公立病院は民間病院ができない領域を補塡するようにと言われていますが、それに対応していたら赤字がどれだけ拡大するか分かりません。公立病院といえども個別の運営を強いられているのです。

コロナ禍の間は多額の補助金によって大幅黒字になったものの、単年度決算で利益が出たら税金を払うのか、設立母体に戻すのか、累積赤字に対してどうするのか、これらについては公立病院個々で違うと思いますが、やれやれ今年は助かったなと思う年が3年続き、一息ついたところだと思います。2023年度後半から補助金が減額されてくれば、元のもくあみです。コロナの患者がいたから空床率は拡大せずにいましたが、コロナが収束に向かい入院患者が急速に減ってきました。コロナが始まる以前より少なくなってきている状態です。

公立病院より中小民間病院の経営が厳しいうえに今年の改定です。一時の安らぎを得たあと、奈落の底に突き落とされたも同然です。今回の改定に対し、日本医師会の増収予告が安心感を招き、当初病院はそれほど恐れを抱いていませんでした。しかし、私が講演などで話してきたとおりに行儀の悪い病院にとってはむしろ減収となると考えます。また日本医事新報は、ひどい病院では3％から5％の減収になるのではないかと憂慮し予測すべきと警鐘を鳴らしましたが、予測以上のものとなりました。

行儀の悪い病院に対し懲罰的な意味を込めた改定になると想像していましたが、まじめにコツコツ運営している病院にとっても現状維持がやっとの状態です。懲罰的な意味で目を覚まさせるという意味だけでなく急性期革命に手を突っ込んだ、要するに財務省の医療費削減の目的による直截的な医療体制改革の領域に拡大しており、その影響は医療界全体に及ぶものでした。

公立病院の集まりである全国自治体病院協議会ですら改定の意図を把握せず、影響は限定的と想定していました。しかし、各種病院団体の悲鳴を聞いて改定事項を見直してみると、民間病院・公立病院に関係なく、病院を減少させ、医療費全体を大幅に抑制する意図が明らかとなりました。すでに大幅な経営後退が避けられないと覚悟していたものの、公立病院に行儀の悪い病院は少ないと自覚していたため、毎回の改定は行儀の悪い病院と厚労省のイタチごっこに終始するものと予測していました。しかしそれが見事に崩れ、これは公的公立病院のマターでもあると分かるにつれ、地方の小規模公立病院にとっては存続の危機にまで考えを巡らさなければならない状況にもあります。

地方の過疎地にある病院における問題は、自治体自体の人口が大幅に減少し、町村の廃止を前提とした合併の促進により設立母体をどこにすべきかから始まって、存在意義にまで波及しており、地域住民の要望など聞いている場合ではない地域も多くあります。これは厚労省だけでなく、地方の自治体の問題ともなっています。

財務省には民間病院を減らして公立病院は減らさないという意図はなく、患者減少に伴う状況と存在意義も絡み合って、大幅赤字が継続している市町村にとっては「ここが潮時だ」とむしろ迎合する流れすらあります。毎年の赤字が市町村に大きく加わってきて、その赤字がなくなればいろいろな施策を講ずることもできることから、全国の小規模な病院は整理すべきときが来ています。

それでは地域住民の健康はどのようにして守るのか。これは、一町村の問題ではありません。日本中の問題として真剣に取り組まなければなりません。また、過疎地では公立だの民間だのと言っていられず、うちは公立だからレベルが違うと強がっていても意味がありません。対立は終わりにしなければならないのです。公立と民間が一緒になって一つの病院を守るには、全国の公立病院が過疎地の公立病院を関係ないと放置せずに、我が事として対処する必要があります。

私もかつて、公立病院を2つ引き受けましたが、前年まで毎年5億円前後の赤字を続けていた病院をそのまま変えることなく、翌年には黒字化した経験があります。公立病院としての過剰な意地とプライドと非効率性を改善すれば、普通の病院になれるのです。公立病院は赤字が当たり前だという誤った認識を払拭すべきです。基本的にきちんと患者を治せば、地域住民が支えてくれるのです。もう一度考え直してみる必要があると考えます。

誤嚥性肺炎

人間は年とともに確実に老化します。老化の種類を挙げるとキリがありませんが、いちばん厄介でいちばんリスクが高いのは嚥下機能の老化です。咽頭と喉頭の機能低下は支配神経の関連もあり、程度の差はあれ、初老期から見られることがあります。

咽頭には上咽頭、中咽頭、下咽頭があり、喉頭に続きます。喉頭は食道につながり、気管へもつながっています。鼻腔からの鼻汁は咽頭の分泌物、さらには口からの唾液や食物咀嚼物は中咽頭を通じて食道から上部消化管に送られます。

喉頭の部分には気管へ行く道と消化管へ行く道があり、消化管に飲み込む場合は、食物などが気管に行かないように喉頭蓋によって塞がれます。この喉頭蓋の動きがずれると食物などが気管に入り、誤嚥の原因となります。

誤嚥をする前の状態としては、咽頭分泌物や飲み物、食物などの一部が気道に入ってしまうことが時々起こります。気道に異物が混入すると、異物を気道の外に喀出しようとして咳嗽《がいそう》発作が起こり激しい咳が出ます。この激しい咳嗽発作があるうちは、無自覚の誤嚥はほとんど起こりません。少々の誤嚥があっても、気管支上部分泌液とともに喀痰として体外に排出されます。

咽頭・喉頭反射が弱まってくると、無自覚な誤嚥が起こります。誤嚥された異物は喀出されないと気管支上部や肺にまで到達することとなり、混入している細菌などの感染源が異物排出力の不足によって炎症を起こすこととなります。誤嚥された異物をうまく排出できる場合もあります。しかし度重なる誤嚥などにより、感染巣が一部にとどまらず、肺胞に及ぶと肺炎が起こります。

一般に誤嚥性肺炎は、炎症が部位的に気管支領域の周囲に広がり、小葉性肺炎から片肺に及ぶ場合もあります。早期に適切な抗生物質の投与や酸素吸入が必須です。肺炎になっても直ちに死亡するわけではありませんが、嚥下機能が低下している状態では、栄養状態や免疫力の低下、脱水、口腔内汚染などが起こり、それらを適切に改善しなければ感染が拡大し、死亡に至る可能性が増大します。これは、高齢入院患者や

表11　関連病院における誤嚥性肺炎と診断された患者の治療成績

	病床数	対象患者数（人）	平均年齢（歳）	肺炎治癒(%)（抗菌薬投与終了）	死亡(%)
A病院	（210床）	366	85.0	88.5	11.5
B病院	（92床）	110	83.7	86.4	13.6
D病院	（170床）	260	84.0	88.8	11.2
G病院	（101床）	243	84.8	95.1	4.9
H病院	（100床）	247	85.2	91.5	8.5
I病院	（107床）	382	81.4	87.4	12.6
J病院	（107床）	324	82.1	90.4	9.6
K病院	（149床）	231	83.2	92.6	7.4
L病院	（265床）	582	81.8	91.1	8.9
N病院	（167床）	41	83.3	90.2	9.8
P病院	（362床）	53	77.8	88.7	11.3
合計	（1,830床）	2,839	82.9	90.1	9.9

介護施設入所者にとって、恐ろしい合併症です。誤嚥性肺炎の死亡率は、日本では一般に20～40％に達するといわれています。２０１９年の厚労省の人口動態統計では、年間死亡数は４万人以上であり、日本の死亡原因の第６位です。

誤嚥性肺炎は、一度起こると頻回に起こることがあります。自覚症状として認められないことも多く、低酸素血症による意識の低下で気が付く場合も多いです。合併症の可能性があるということを常に意識して、呼吸状態や意識レベル、発熱の有無、脈拍の観察を怠らないようにしなければなりません。

嚥下機能の衰えが出てきたら、食事をやわらかくしたり、とろみをつけたりして食事形態を工夫します。経口摂取が困難な場合は、早めに胃ろう造設や一時的な経管栄養摂取も考えます。

虚弱体質や加齢に伴う各種疾病罹患者の治療やケアは、誤嚥性肺炎の発症を念頭において行わなければなりません。表11は、関連病院における「誤嚥性肺炎」と確定診断された患者の治療成績を示しています。病院によって差がありますが、死亡率は平均して10％以下です。これはかなり成績が良いと考えられます。病的潜在症状を改善しながら、この本で述べてきた栄養や水分の摂取、口腔内清拭などをほとんどの患者に対し行ってきた成果だと思われます。

『高齢者が急性期病院に殺されないために知っておくべきこと』という本書のタイトルのように、急性期病院では栄養や水分の不足、口腔内の清潔が保たれない状況に陥りやすいです。高齢者にはこのような危ない病気があるということを認識して自らも注意してほしいですし、高齢者を治療するスタッフはなおさら早期の適切な治療を徹底してほしいと思います。

老衰と看取り

最近は、老衰になったらそろそろ看取りを考えてはどうかという意見がありますが、当然のことです。現在は正式に治療しても治る見込みがない状態、すなわち神経難病の末期、がんのターミナル、脳血管障害の意識消失などの状態では看取りを検討することがあります。脳血管障害により意識を消失した患者は家族などから、がんのターミナルの患者は意識がある方もいますので、本人の生存意向により本人の了承を得る必要があります。年をとって老衰で弱ったから、もう死んでもらうという意見は少し暴論かもしれませんが、日本の国が貧しくなって患者が生存している意義が少ないような場合には、もう看取ったほうがよいのではないかという意見に流されそうな雰囲気があります。しかし老衰という状態は、実は続発性と原発性に分かれるのではないかと考えます。

原発性老衰は、まさに自然に老化してきて、今後生存する見込みが非常に少ないことをいいます。全身の老化のため積極的に治療して治るわけでもないような状態です。この本で縷々述べてきたように、急性期病院などに入院して残念な状況がもたらされ、低栄養や要介護などにより体力、免疫力が低下して衰えた場合を続発性と認識すべきです。

ということは老衰に犯人がいることとなり、他人によりもたらされた老衰を呈する人を「もう老衰だから、看取ればいい」とする意見には素直に従えるものでもありません。自然にではなく、なんらかの人為的原因によって老衰になったのであれば、治療により改善する可能性は十分あります。

したがって、老衰は治療できる場合も多々あるのです。何よりもまず、急性期病院によって低栄養、要介護状態にならないようにすることが肝心ですが、やむを得ずなってしまった場合には、後方病院にて積極的に回復治療を行う必要があります。

また、原因を作った当該急性期病院に責任を問うこともできるようになると考えます。急性期病院に殺されないように、と忠告を受けるような状態が自然になれば、高齢者が急性期病院での処置によって老衰という状態になった場合に訴えるケースはまだ少ないですが、その原因を作った病院に責任はあると訴える国民も出てくる可能性は高いです。この本を読んだ国民の中から正論を発する人が出てくる前に、そのような状況にならないよう医療人が努力することが当たり前となる環境整備が望まれます。

平均寿命と健康寿命

現在、日本人の平均寿命と健康寿命は、男女でかなり差があります。当然のことながら女性は長生きです。

平均寿命と健康寿命の差は約10年です。すなわち、不健康な状態で生きている期間が10年前後あるということです。本人にとっても決して喜ばしいことではありません。年齢を重ねたら、なんらかの症状が表れるのが普通で、その症状の改善のために薬を服用している人も当然います。高血圧や糖尿病などにより毎月投薬を受けて普通の生活をしているような人は、健康寿命の統計の中には入りません。

なんらかの症状とは脳血管障害や悪性新生物、交通外傷、労働災害などである人もいれば、老化による骨折や諸々の事由で可動性が極端に制限されている人もいると思います。そのような状態が平均10年以上続くということは、とりもなおさず日本の医療や福祉などの施策が十分でない可能性も考えられます。

不健康な状態が起こらないようにするいちばん簡単な対処法は、急性期病院に殺されないようにすることです。医療の旧弊を原因とする直接的な医療行為によるものや、制度的な不十分さによるものは改善される可能性が高いです。そうなれば、約10年という平均寿命と健康寿命の差は半減する可能性は十分あります。

不健康な状態は、要介護状態と言い換えることができます。内臓的な病変があるだけでなく、人によって介助されなければ自分で生活できないという状態を要介護状態と称します。その状態が主に不十分な医療や福祉によって惹起されたのであれば、当然避けられるべき対象となり得ます。

すでに述べたように、急性期病院での制度的欠陥や治療的欠陥を正す今回の改定により要介護者が急速に少なくなれば、回復期や慢性期の医療需要や介護保険の対象者も大幅に減少することとなります。何もかもうまくいくのです。

不健康な状態での年月を半分にするということは、当然、平均寿命が延びることにつながります。医療や福祉の世話にならずに長生きをするということは、日本の国費の浪費を防ぐこととなります。財務省は大喜びするはずです。急性期病院による老衰や要介護状態を防ぐという地道な努力を各病院が誠実に行うことによって、何もかもが変わり、ひいては日本全体が変わることになるのです。急性期病院における旧弊を改善することにより、このようなところまで改善されるとは、厚労省も政府も望外の結果であると考えます。

これからの介護業務をどうする

日本の人口は2008年をピークに減少に転じました。外国人の人口が増えたのを差し引いても厳しい状況に変わりありません。

一方で高齢者はまだまだ増え続けます。2040年までは増え続け、ひょっとしたら急性期医療の改革で急性期医療によって障害された人が少なくなるにつれ、女性は100歳まで生きるのが当たり前となり、男性でも90歳以上生きることになるかもしれません。

酒やたばこ、暴飲暴食などを節制することによって、生活習慣病だけでなく、がんも大幅に減るかもしれません。男性が生活スタイルを改めることにより、2040年には90歳未満で死亡する人の割合が大幅に減少する可能性は高いと思います。

労働者の定年も65歳どころか75歳にまで延長することが考えられます。なぜなら地方では若い人がほとんどいなくなるからです。介護業務に就いてくれる若者は貴重な存在です。

高齢者は同病相憐れむという状態となり、元気な80歳が要介護の80歳をケアする状態が常態化するのではないかと考えます。そうなってくると、元気な高齢者は介護を主体とした業務を手伝うという環境がベストであると思います。

なにも80歳の人がＩＴ業界に飛び込んで若者と同じように覇を競うというわけではありません。介護が必要になったら、健康な同僚がサポートするというほうが自然です。８時間フルに働く必要はありません。力仕事もしなくていいと思います。自分のできる範囲で介護関連の仕事を手伝ってくれるだけで十分です。とにかく高齢者は増えるのですから。高齢者の４分の１は介護が必要な状態、高齢者の３分の１は高齢者の介護を助けてくれる立場となってくれればうまくいくと考えます。

とにかく急性期病院などでさらなる要介護者をつくりさえしなければ、このようなシステムも成り立つ可能性はあると思います。とにかく、若者が高齢者を介護するというパターンは諦めてください。２０４０年までにこのようなシステムに到達することはないと考えます。それまでは外国人スタッフに期待するしかありません。生活レベルが日本より低い国々がまだまだあり、日本に来て仕事をすることが彼らの糧となっているうちは期待できるでしょうが、外国も急速に成長します。やはり自分の国は自分たちで守っていきましょう。

しかし、2040年以降は高齢者も急速に減り、人口が1億人を切る日がやってきます。暴飲暴食、喫煙を控え元気な老人となり、身体を動かして、人の役に立つことをしたほうが長生きできます。目的や仕事のない人生は達成感もなく、長生きの阻害因子となるのです。

すばらしい急性期医療の進歩

急性期医療についていろいろな問題点を挙げてきましたが、急性期医療の本質としては、ものすごい勢いで進歩しています。10年前と比べても進歩の勢いはすさまじいものがあります。病院の成長には差があり、グンと伸びる病院と停滞する病院に分かれます。確かに新しい手術手法が実施されたり、それぞれの疾病の改善率が向上したりしてきています。その証拠に、日本人の平均寿命は目に見えて延びています。

一般に外科医は医学部を卒業して、初期研修、後期研修を終えた30歳前後から外科教室に入局し、本格的なトレーニングに入ります。医局制度が華やかな頃は、医局員が各学年から数多く入局し、医局は徒弟制度のように大学医学部を頂点とするヒエラルキーに支えられてきましたが、最近では、卒業生が選んだ研修病院に継続して在籍し、そのまま外科医としての技術を磨いている医師も多いです。

35歳くらいから一人前として手術を任され、段々と困難な手術も成功するようになりますが、50歳頃になると老眼が始まり、主たる執刀医としてより、管理的な業務のウエイトも多くなります。トップとしての期間は本当に短いですが、最近ではロボット手術や医療機器の発展により、遠隔手術ができるようになっています。それらの医療機器を用いた最新手術は、一部の病院に偏っています。

これまでは、病院の評価を看護師が多い＝急性期度合いが高いという誤った常識がありました。2022年度の診療報酬改定は、そのような急性期医療のバロメーターを突然ひっくり返すようなものでした。どのような高度医療をどのくらい行っているか、ということによる病院の格付けが始まっています。厚労省は数多くある公的公立病院のなかで、最新かつ高度なレベルの技術を駆使する病院に入院患者を集中させて効率化を図るとともに、技術をさらにレベルアップさせようとしています。

したがって、急性期医療の先進治療は一部の病院に偏ることになっています。この傾向は今後ますます進んでいき、若い医師も吸い寄せられていきます。病院が伸びるか否かは、いかに若い医師を集められるかにかかっています。しかも今は、超高速情報化時代です。２０２２年度の改定で生まれた急性期充実体制加算の条件に、ほんのわずかに到達していない病院では、周辺病院への症例紹介の依頼に力を入れています。つまり、日本の急性期医療の進歩も著しいですが急性期病院の選別化も著しく、またそのことが先進医療のさらなる高度化に拍車をかけています。患者にとっては、自分の疾患の治療に最適な病院を紹介してもらいやすくなります。

人間は誰でも最新で最良の医療を提供してもらいたいと思っています。日本は国民皆保険制度ですから、安心して高度な医療を万人が享受できます。交通機関も発達し、地方と都市との実質的な距離も近づいています。しかし、高齢の入院患者の増加は想定より速く、外科においても高齢患者対策が必要です。

いくら技術が発展しても、患者の体力や回復力を無視して手術をすることはできません。内科的な治療では、血管内治療などの非侵襲的な治療の発展により、体力の低下をできるだけ少なくできる方法が主体となってきています。がんの治療も手術ばかりではなく、放射線療法や抗がん剤投与など各種療法の併用により、長期生存率は驚くほど伸びています。

高齢者の疾病種別は青壮年とはかなり異なります。高齢者が入院患者の8割近くを占めることから、がんや心筋梗塞、脳卒中などの発作的な病変は少し減少してきて、消耗性疾患が多くなるなど、内科的な治療の割合が外科的治療より増加しています。したがって、高齢の救急車利用患者は、緊急かつ致命的な疾患より炎症を主とする内科的症例が多くなっているため、厚労省は急性期病院の整理整頓に乗じて地域包括医療病棟を新設したのだと考えます。

急性期医療の技術発展により、日本の医療は飛躍的に進歩しましたが、高齢者に対する治療やケアがさらに浸透することにより、さらなる平均寿命の延伸や健康寿命の改善に拍車がかかると思われます。急性期医療の進展を支えるには、急性期医療の基本的 Cure と Care の改善が必須です。

薬について考えよう

日本人は薬好きだといわれています。全く薬を服用していない日本人はあまり多くないかもしれません。栄養サプリしかり、慢性期疾患の薬剤しかり、人によっては何十年も同じ薬を服用していることもあります。栄養サプリやテレビコマーシャルで宣伝している体質改善薬を含めると、医薬品業界や健康食品業界は非常に大きな市場であることは間違いありません。

１９７４年の医薬分業施行以前、病院を受診して薬をもらうときは病院内薬局で薬を出してもらっていました。それが、院外処方箋を調剤薬局に提出して薬をもらうシステムに変わったのです。今では病院の敷地内に薬局を作ったとしてもペナルティーがある状態です。患者にとっては不便な状態になったのかもしれませんが、医薬分業として薬剤師の業務を重要視するのは良い方向だと思います。

それにしても、処方する薬の80％以上でジェネリック医薬品という一段評価の低い薬を使いなさいという政策には驚いたものでした。別に特許が切れたメーカー品でなくてもよいという論理から、ジェネリック医薬品の使用を強制しているのです。この制度改革によって医療費はかなり効率化していると思われます。

リフィル処方という処方の方法があります。聞きなれない名前ですが、リフィルとは、補充、詰め替えという意味です。状態が安定している患者に対し医師がリフィルによる処方が可能と判断した場合は、上限3回まで繰り返し利用可能な処方箋を発行できるというものです。このように効率化して医療費を減らそうという涙ぐましい努力もされていますが、そのためか、昔からある優良会社も含めて日本の製薬会社の新薬開発能力は低下しています。コロナなどのワクチンの製造も諸外国に後れをとり、諸外国からの新薬の輸入も滞りがちで、日本の製薬情勢は、成功しているとはいえない状態です。そのためか、患者にとって必要な薬剤は在庫がないというような困った状況も実際に出てきています。

医薬分業元年の１９７４（昭和49）年の翌年、薬局は医療機関から独立することになり、１９７６（昭和51）年には正式に医薬分業が始まりました。現在では、薬学部を出た学生は給与の高い調剤薬局に就職する傾向が非常に強いです。残念ながら、病院で処方された薬剤が患者にとって適切かどうかや、患者の服用状況や副作用状況を確認し投薬の功罪を管理する病院内薬剤師が少なくなっています。

医師のなかには処方薬を薬剤師にチェックされることを嫌がる人もいますが、薬学部は現在6年制です。6年間、薬剤に関する勉強をしています。医学部の6年間で薬剤に関する授業はほんの少しです。ですから、薬に対する知識は圧倒的に薬剤師のほうが豊富です。医師は長年の間、患者への処方を通して、どのような患者にどのような薬剤を投与すればいいかを会得しています。しかし、詳しい副作用や多剤服用の弊害、薬の飲み合わせなど、病棟の患者一人ひとりをチェックして、処方が適正かどうかを判断したうえで患者に薬を服用してもらう、その経過も含めて管理してもらうことの重要性を理解している医師はそれほど多くはありません。

薬は子ども用と大人用に分けられていますが、大人と一絡げにできないことがあります。80歳の高齢者のなかには30～40歳の成人の体力と比べて半分しかない人もいます。錠剤は患者の体重や体力から適正な投与量となるよう一錠が製造されていますが、最小単位は成人を対象としており、80歳以上の虚弱な老人では、最小単位を投与しても過剰になってしまっている状況です。錠剤を粉砕するわけにもいかず、高齢者は自然に過剰な薬剤を服用させられている状況も考えられます。これはむしろ製薬会社の都合かもしれません。

元来、医師は親切な職種で、患者が症状を訴えたらその症状を軽快させるために、結果的に多くの薬剤を投与してしまうことが多いのです。東京都健康長寿医療センター長の秋下先生は高齢者に対し平均5剤までの投与が望ましいと提唱されています。確かに薬剤は症状や病気を治してくれるありがたい存在ですが、副作用や相互作用によって、かえって身体に悪い薬を長期間服用している可能性があります。病棟担当薬剤師は、患者の状況や病状を勘案しながら、適切な薬と適切な必要量を判断する手助けをする重要な役割を担っているのです。調剤薬局の薬剤師も薬局で患者と直接会って相談しながら薬を提供してくれますが、診察医と直接話し合い、病気の状態や変化について細かく知り得る立場にないため、医師が処方した薬を十分な連携なくして勝手に変更することはできません。したがって、病院内薬剤師の重要性は、現在ますます高まっています。

残念ながら、現在の医療費では、病院内薬剤師に調剤薬局以上の十分な待遇を約束できません。しかし、薬剤師としてのやりがいは比較するまでもありません。

厚生労働省への要望

今まで縷々述べてきたように、日本の病院の治療環境は適切でないことが多いということは理解していただけたと思います。

私は、20年以上前から医療環境の改善を、厚労省に直接的ではなくても学会や講演会、各種会議において発言してきました。直接、厚労省に乗り込んでお話ししたこともあります。すべての人にご理解いただけなくても、そのような話がある、医療における弊害があるということは、職員も当然気づいていることであり、「また言われた」とか「なかなか改善できないなあ」というように思われていた人も多くいると思います。また、分かっていても「まあいいか」「そんなに急に厳しくはできないよ」というような役職的に責任ある人たちの声も聞こえてきます。

財務省には非効率な医療や福祉は改善してもらいたいというような要望もあるよう

です。高齢者はどんどん増加しています。医療や福祉を削減しようとしてもスムーズにいかない現状は国民も理解していると思います。

しかし、医療介護制度の非効率さや不公平さをいちばん分かっているのは厚労省の職員です。効率の良い国民のための制度のために2024年には大きな改革がなされました。

私たちは医療や介護の事業体の利益だけではなく、不利益も含めた患者のための改善について、またたとえ事業体そのものに弊害が起ころうとも、国民に真の意味で益がもたらされるという視点でこうしたらよいのではないか、ああしたらよいのではないか、と要望してきました。これは我田引水ではなく、本当に国民のためになる、かつ、医療や介護の制度の健全化に資する要望であると理解してくれていたのだ、と厚労省に感謝しています。

しかし、立派な制度ができても個々の現場で改善が進まなければ、前に進みません。各病院の現場ではできることとできないことが混在しています。

また、大多数の現場が改定の趣旨に沿って努力しても物理的に不可能な状況はあり、厚労省の求めることが普遍的なものへ変化するにはなお、かなりの年月と制度改革が必要だと考えます。

しかし、「ローマは一日にしてならず」ということわざもあるように、絶えず努力し続けることが大切です。

日本人に生まれてよかった

日本はかつて、戦争により焼け野原となりました。そこから自由な体制の日本に変えてくれた先輩にお礼を言わなければなりません。政治の裏金問題などのニュースが流れていますが、基本的に自由で平等な政治基盤のもと、批判や主張が自由にできます。その点は、世界中の国々の国民がおかれている状況と比べてみても明らかです。

独裁的な一部の人間による統治や排他的思想、選民的思想により自由が制限され、思想も統制されています。ましてやパレスチナ人のようにイスラエルから一人の人間として尊重されず、傷つけられる場面が毎日のように報道されています。

かつて同胞がドイツに迫害されたからといって、パレスチナ人を迫害することの正当性はまったくありません。大統領選挙を目前に控えたある国では、ある候補者が相手の品位を落とすような選挙戦が繰り広げられています。日本では考えられないことです。なんだかんだ言っても、ほとんどの日本人は、相手を尊重できる善良な人民なのです。

拙書に書いたように、地域や貧富の差なく、1人1部屋で生活できているということだけでも幸せです。ガザでは一部屋に何人寝ているか分かりません。日本人に生まれてよかったと思うと同時に、この日本をますます良くすることが、国民に与えられた使命と思い、私は引き続き医療の分野で日本を良くする取り組みに従事していきたいと考えています。

【著者プロフィール】
武久洋三（たけひさ ようぞう）

1942年１月６日、徳島県徳島市生まれ。

幼少期から体が弱く医師の診察を受けていたこと、14歳年上の姉が医師と結婚したこと、弱い人を助けたいという思いなどから医師を志すようになる。1960年、岐阜県立医科大学（現・岐阜大学医学部）に入学、1966年の卒業後は徳島大学大学院医学研究科へ進学する。大学院修了後は内科医として働き、1984年に博愛記念病院を開設。高齢者を診る慢性期病院にしようという目標を立て、しっかりと治療し、ちゃんと治して退院させる方針で病院を経営してきた。現在は全国総施設数100以上を数える回復期・慢性期医療を専門とする医療・介護グループにまで発展している。

本書についての
ご意見・ご感想はコチラ

高齢者が急性期病院に殺されないために知っておくべきこと

2024年11月29日　第1刷発行

著　者　　武久洋三
発行人　　久保田貴幸

発行元　　株式会社 幻冬舎メディアコンサルティング
〒151-0051　東京都渋谷区千駄ヶ谷4-9-7
電話　03-5411-6440（編集）

発売元　　株式会社 幻冬舎
〒151-0051　東京都渋谷区千駄ヶ谷4-9-7
電話　03-5411-6222（営業）

印刷・製本　中央精版印刷株式会社
装　丁　　弓田和則

検印廃止

Printed in Japan
ISBN 978-4-344-94851-8 C0047
幻冬舎メディアコンサルティングＨＰ
https://www.gentosha-mc.com/